Zu diesem Buch

Ende Januar 1989: Bei Tiefflugübungen im hessischen Main-Kinzig-Kreis führen US-amerikanische Kampfflugzeuge «Scheinangriffe» auf einen vollbesetzten Schulbus und eine Schule durch. Augenzeugen berichten, die Jets seien «fast in die Klassenzimmer geflogen». Kinder geraten in Panik, brechen in Weinkrämpfe aus. Für die Streitkräfte war es ein Tag wie jeder andere: «Erfüllung des Verteidigungsauftrags», wie es im Amtsdeutsch heißt.

Über zwei Dritteln des bundesdeutschen Staatsgebiets üben Kampfflugzeuge der Bundesluftwaffe und der NATO für den «Ernstfall». Millionen von Menschen sind täglich durch das krankmachende Getöse der Jets bedroht. Und allein im Jahr 1988 stürzten 33 Militärflugzeuge über der Bundesrepublik ab. Über 100 Menschen verloren dabei ihr Leben. Doch trotz wachsenden Widerstands der Bevölkerung, trotz Kritik auch aus dem Lager der Militärs wollen die Verantwortlichen auf der Hardthöhe und in der NATO auf den Tiefflug nicht verzichten. Auch die Katastrophen von Ramstein und Remscheid haben daran nichts geändert.

Dieses Buch gibt einen grundlegenden Überblick zum Thema: Was ist Tiefflug, seit wann, wo und wieviel wird tiefgeflogen? Wie ist die Gesetzeslage, welche Rechte haben die Bürger, und welche Rechte hat die Bundesrepublik gegenüber der NATO? Und was ist das für ein «Verteidigungskonzept», in dem tieffliegende Kampfflugzeuge einen zentralen Stellenwert einnehmen? Schließlich: was heißt Tiefflug für die Betroffenen? Umfassend beschreiben die Autoren die gesundheitlichen, psychischen, ökologischen und – an Hand einer Chronik der Abstürze – tödlichen Auswirkungen des Tiefflugs. Und sie zeigen, wie sich Tieffluggeschädigte zur Wehr setzen – die Geschichte einer ländlichen Protestbewegung, die den Militärs zunehmend das Fliegen schwermacht.

Im Anhang finden sich Adressen von Initiativen gegen den Tiefflug.

Olaf Achilles, geb. 1962, ist Student der Raumplanung, Mitarbeiter der MÖP e. V. und Redakteur des *möp-rundbriefs*.

Jochen Lange, geb. 1951, ist Mitarbeiter der MÖP e. V. und Landessekretär der bayerischen Tiefflug-Gegner.

Werner May, geb. 1950, ist Bundeskoordinator der Tiefflug-Gegner.

Olaf Achilles / Jochen Lange

Tiefflieger

Vom täglichen Angriff auf die Bürger
Daten, Fakten, Hintergründe

Unter Mitarbeit von Werner May

Herausgegeben von der Arbeits- und Forschungsstelle
«Militär, Ökologie und Planung» (MÖP) e. V.
und der Bundeskoordinationsstelle der Tiefflug-Gegner

rororo

Rowohlt

rororo aktuell – Herausgeber
Ingke Brodersen · Freimut Duve

Originalausgabe
Redaktion Thomas Becker

Veröffentlicht im Rowohlt Taschenbuch Verlag GmbH,
Reinbek bei Hamburg, Februar 1989

Umschlaggestaltung Jürgen Kaffer / Peter Wippermann
Umschlagfoto Thomas Raupach / Argus
Satz Times (Linotron 202)
Gesamtherstellung Clausen & Bosse, Leck
Printed in Germany
880-ISBN 3 499 12579 X

Inhalt

Der Lärm dieser tieffliegenden Flugzeuge wäre auch arg genug, wenn wir nicht wüßten, wofür und wogegen sie üben. Sie üben für den Krieg und gegen Mensch und Menschlichkeit. Sie sind ein Teil der großen Vorbereitungen für den Völkermord und Völkerselbstmord.

Es kommt auf die Zivilcourage der einzelnen Menschen an, sich zusammenzufinden und sich nicht in die Resignation drängen zu lassen.

Wenn wir nichts tun,
geht vielleicht die Welt unter.

Doch wir gehen viel schneller unter als sie,
wenn wir nichts tun.

Aus einer Grußbotschaft von ERICH FRIED anläßlich des Bundestreffens der organisierten TieffluggegnerInnen 1988

Einleitung

Mehr als 90 Prozent der bundesdeutschen Bevölkerung sprechen sich gegen militärische Tiefflüge über der Bundesrepublik aus, fast die Hälfte votiert für die völlige Abschaffung des Tiefflugs – hier und anderswo. Das meldete das ZDF im Januar dieses Jahres. Kein politisches Thema konnte in letzter Zeit ein so deutliches Meinungsbild hervorbringen. Und doch fliegen sie wieder: strahlgetriebene Kampfmaschinen, knapp unter Überschall, bis zu 75 Meter tief. Schönes Wetter ist immer noch Tiefflugwetter – Kleinkinder sollten nach einer Empfehlung von Wissenschaftlern dann nicht ins Freie gelassen werden.

Die Bundesregierung ist angetreten, Schaden vom deutschen Volke zu wenden. Doch in der Zwickmühle zwischen «Tiefflugterror» und «Verteidigungsfähigkeit» scheint man in Bonn bei der Schadensbegrenzung entschlossen das Militär zu bevorzugen. Konzeptionen für «weitere Einschränkungen» des Übungsflugbetriebes werden entwickelt, Kommissionen und Unterausschüsse gebildet, die NATO-Bündnispartner «in den Meinungsbildungsprozeß mit einbezogen» – doch wirkliche Änderungen sind nicht geplant. Fieberhaft suchen die Militärexperten der Hardthöhe statt dessen nach Verkaufskonzepten: Wie kann der Eindruck vermittelt werden, daß alles nur Denkbare für die Bevölkerung getan werde, und wie kann gleichzeitig der Tiefflug politisch gerettet werden?

Der Tiefflug sei militärisch unverzichtbar, heißt die Standardformel, durch die bisherigen Reduzierungsmaßnahmen sei man bereits an der untersten Grenze der Verteidigungsfähigkeit angelangt. Seit jeher wird diese Begründung vom Militär ins Feld geführt, wenn es darum geht, die eigenen Pfründe zu verteidigen. Und plötzlich tun sich – bei entsprechendem politischem Druck – doch noch Reduzierungsmöglichkeiten auf. Kein Wunder, denn in Wahrheit hat sich die Tiefflugbelastung über der Bundesrepublik kaum vermindert in den letzten Jahren – trotz aller offiziellen Propaganda.

«Reduzierung» ist in der aktuellen Tiefflugdiskussion zum beliebten Schlagwort avanciert. Wo liegt die «unterste Grenze», was kann man dem Militär an Einschränkungen zumuten, so lautet dann die Frage. Eine Fülle von Vorschlägen rauscht durch den Blätterwald: Von einer einjährigen Tiefflugpause bis zur Halbierung der Flugstunden, von der Sperrung von Flugbenzin bis zu einem zusätzlichen tiefflugfreien Wochentag, von der Anhebung des Mindestflughöhe bis zur Auslagerung auf See, von der Heimsuchung der NATO-Nachbarstaaten bis zur Verlagerung in den Simulator. Kaum jemand vermag das Durcheinander, an dem sich alle Parteien und Spitzenpolitiker beteiligen, noch zu durchschauen.

All diesen Vorschlägen ist eines gemein: Sie sind durchdrungen von der Überzeugung, Tiefflug sei grundsätzlich notwendig. Doch während die Politiker nach Kompromissen suchen, wächst in der Bevölkerung die grundsätzliche Ablehnung des Tiefflugs. Immer mehr Menschen fordern das Ende der Tieffliegerei – und nicht nur ein bißchen weniger Lärm.

Bundesverteidigungsminister Rupert Scholz (CDU) ortet die Gefahr für den Tiefflug im Osten: Gorbatschows Abrüstungsschalmeien hätten das jahrzehntelang stabile Bedrohungsgefühl in der Bevölkerung unterminiert. «Fühle ich mich bedroht», so Scholz in der *Zeit*, «sehe ich in einem Tiefflieger jemanden, der auf mich aufpaßt; sehe ich mich aber nicht bedroht, so sage ich: Was macht der Kerl schon wieder für einen Krach!» Vorbei scheint die Zeit, als eine CSU-Abgeordnete im Bundestag vom schrecklichen Tiefflugläm über ihrem Haus berichtete und dann tapfer ergänzte: «Wenn ich mich dann beim Redenschreiben oder beim Briefebeantworten einmal gestört fühle, dann denke ich immer daran, daß es sehr wesentlich ist, daß diese Flugzeuge ein deutsches oder alliiertes Hoheitszeichen tragen und nicht den roten Stern – Krasnaja Swesda.» Der Bevölkerung in den Tieffluggebieten ist das Hoheitszeichen inzwischen gleichgültig. Tiefflug sei «Krieg im Frieden», so eine weitverbreitete Auffassung. Wenn das zu Verteidigende schon im Frieden zerstört wird, was ist das für eine «Verteidigung»?

Diese Stimmung wird nicht nur durch den Tiefflug genährt. Zunehmend regt sich Protest auch gegen andere alltägliche militärische Belastungen: militärische Flächennutzung und Umweltverschmutzung, Manöver und Militärtransporte. Ein Protest, der das Militär dort in Frage stellt, wo es sich befindet: auf dem Land. Die Belastung von Mensch und Natur durch das Militär beschäftigt mittlerweile Kommunalpolitiker und neugegründete Bürgerinitiativen. Das militärische Geschehen, jahrelang gleichsam «hinterm Wald» verborgen, wird in die Öffentlichkeit gezerrt und damit auch der demokratischen Meinungsbildung zugänglich gemacht.

Großen Anteil daran, daß der Tiefflug heute zur Debatte steht, haben die vielen Bürgerinnen und Bürger, Initiativen und engagierten KommunalpolitikerInnen, die unverdrossen schon Widerstand dagegen leisteten, als ihnen in den Städten – wo es zwar keine Tiefflieger gibt, aber die politischen Entscheidungen fallen – noch kaum jemand zuhörte. Inzwischen werden sie auch dort sehr ernst genommen und ihre langjährige Arbeit trägt Früchte. Denn mit den spektakulären Abstürzen in der Nähe von Atomkraftwerken, dem Schreckens-Flugtag von Ramstein und der Katastrophe in Remscheid ist im letzten Jahr der Tiefflug «in die Stadt gekommen».

Die politisch in die Enge gedrängten Militärs und ihre Mentoren in Parteien und Regierung werden nichts unversucht lassen, um sich aus der Umklammerung zu befreien. Dabei hat der Verteidigungsminister nicht nur riesige Geldsummen zur Verfügung, sondern auch Hunderte von Presse- und Jugendoffizieren, die nichts anderes zu tun haben, als Glaubwürdigkeitslücken aufzufüllen und «die Akzeptanz in der Bevölkerung» wiederherzustellen. Eine gewaltige Desinformationskampagne zur politischen Rettung des militärischen Tiefflugs steht ins Haus.

Dem gilt es notwendige Informationen entgegenzusetzen. Ein Beitrag dazu ist das vorliegende Buch. Es ist ein Teil unabhängiger Gegenöffentlichkeit: Offizielle Daten werden kritisch durchleuchtet, die verschiedenen Aspekte des Tiefflugs erläutert und hinterfragt – vom Tieffflugaufkommen und den zweifelhaften Rechtsgrundlagen über die militärische Bedeutung der Kampfflugzeuge im Rahmen der NATO-Strategie und ihre vorgebliche «Notwendigkeit» bis hin zur konkreten Belastung von Mensch und Natur. Und nicht zuletzt wird es darum gehen, wie man/frau sich gegen den Tiefflug zur Wehr setzen kann.

Danken wollen wir vor allem der Riedmühle e. V. für ihre Unterstützung.

Olaf Achilles / Jochen Lange / Werner May

25. Januar 1989

Tiefflug heute – Bestandsaufnahme

Was ist Tiefflug?

Militärischer Tiefflug über der Bundesrepublik Deutschland ist weder im Grundgesetz noch in irgendeinem anderen Gesetz definiert. Allein der Bundesverteidigungsminister kann per Anordnung festlegen, was Tiefflug ist, wer als Tiefflieger gilt, wann und wo und wieviel tiefgeflogen werden kann. Der Verteidigungsminister kann, ebenfalls per Anordnung, jederzeit die Definition des Tiefflugs verändern – bis hin zur völligen Abschaffung. Dies gilt allerdings nur für die Bundesluftwaffe, die Tiefflüge der NATO-Alliierten sind davon nicht betroffen.

Die folgende Darstellung, was genau unter militärischem Tiefflug zu verstehen ist, wird nicht nur die offizielle Version beinhalten, sondern auch die davon sehr verschiedene Auffassung aus dem Kreis der Bürgerinitiativen. Zunächst zur offiziellen Version:

«Als ‹Tiefflug› von strahlgetriebenen Kampfflugzeugen werden alle Flüge unterhalb einer Höhe von 1500 Fuß (= ca. 450 m) über Grund bezeichnet», heißt es in der Antwort der Bundesregierung auf eine Kleine Anfrage der GRÜNEN vom 22.12.1988. Die Bezeichnung «über Grund» meint die senkrecht nach unten gemessene Entfernung; dies heißt etwa für die Besucher der schwäbischen Hohenzollernburg, daß sie an sonnigen Tagen von den Burgzinnen auf Tiefflieger aller Nationen heruntersehen können, die den engen Zollergraben zur Schwäbischen Alb hin gerne als Markierungspunkt durchfliegen.

Unterhalb von 450 Metern teilt der Bundesverteidigungsminister den Raum in drei unterschiedliche Höhenbänder ein:

- zwischen 150 und 450 Metern liegt das grundsätzliche Tiefflugband der Bundesrepublik, das etwa zwei Drittel des gesamten Staatsgebiets umfaßt;
- zwischen 75 und 150 Metern darf in sieben sogenannten «Areas» geflogen werden;
- zwischen 30 und 75 Metern definiert das Bundesverteidigungsministerium (BMVg), den «Tiefstflug», der über der Bundesrepublik offi-

ziell untersagt ist und von der deutschen Luftwaffe nur in Kanada sowie bei der Tornado-Ausbildung in geringem Maße in Großbritannien geübt wird. Vor der Regierungsumbildung 1982 galten in Bonn auch die 75-m-Flüge bereits als Tiefstflüge.

Das Tiefstflugverbot in der Bundesrepublik ist nicht ganz ohne Ausnahme: Laut Absatz 311 der geheimen «Zentralen Dienstvorschrift» (ZDV) 19/2 der Bundeswehr kann über unbewohnten, bundeseigenen Gebieten (Truppenübungsplätze) bei Flügen zur «Darstellung» von bakteriologischen und chemischen Angriffen (!) die Mindestflughöhe auf 30 Meter herabgesetzt werden.

Die wesentlichen Bereiche der Tiefflugausbildung sind die Geländeerkundung, Luftkampfübungen und der Luft-Boden-Kampf. Im Norden Sylts, in Nordhorn (Niedersachsen) und Siegenburg (Bayern) liegen Bombenabwurfplätze, die neben dem Tiefflug-Lärm auch Explosionslärm von Übungsbomben in die Umgebung streuen. Nicht selten sind auch Truppenübungsplätze Anflugziele für Bomber-Einsätze, wobei es des öfteren auch zu Fehlwürfen kommt. Vor kurzem noch landete eine Bombe in Hessen in einem Wohngebiet. Zum Luft-Boden-Training zählen auch Scheinangriffe auf zivile Übungsziele (Brücken, Türme, Straßenkreuzungen u. a.). Im Bundesverteidigungsministerium ist ein – geheimgehaltener – Katalog mit solchen Anflugzielen erarbeitet worden.

Alle militärischen Tiefflüge werden unter «Sichtflugregeln» durchgeführt und damit nicht von der Radarkontrolle erfaßt. Die meisten anderen militärischen Flüge unterliegen den «Instrumentenflugregeln» und werden vom Radar geleitet und kontrolliert. Sichtflugregeln heißt: unterhalb von 450 Metern darf nur geflogen werden, wenn die Piloten fünf Kilometer voraus sehen können. Liegt bei schlechtem Wetter die Sichtweite darunter, ist Tiefflug also nicht erlaubt.

Die Realität sieht jedoch anders aus, wie die Vorgeschichte des Absturzes auf Remscheid zeigt. Wegen des schlechten Wetters beim Start hätten die Piloten der Kampfstaffel, zu der das Unglücksflugzeug gehörte, über 450 Meter aufsteigen und sich von der Radarkontrolle leiten lassen müssen. Dies taten sie nicht. Die US-Boys flogen auf eigene Faust, meldeten ihren Flugweg nicht und strebten unter der Wolkendecke dem Siegerland zu – im Tiefflug. Über Remscheid verlor ein Pilot die Kontrolle über sich und die Maschine und stürzte ab.

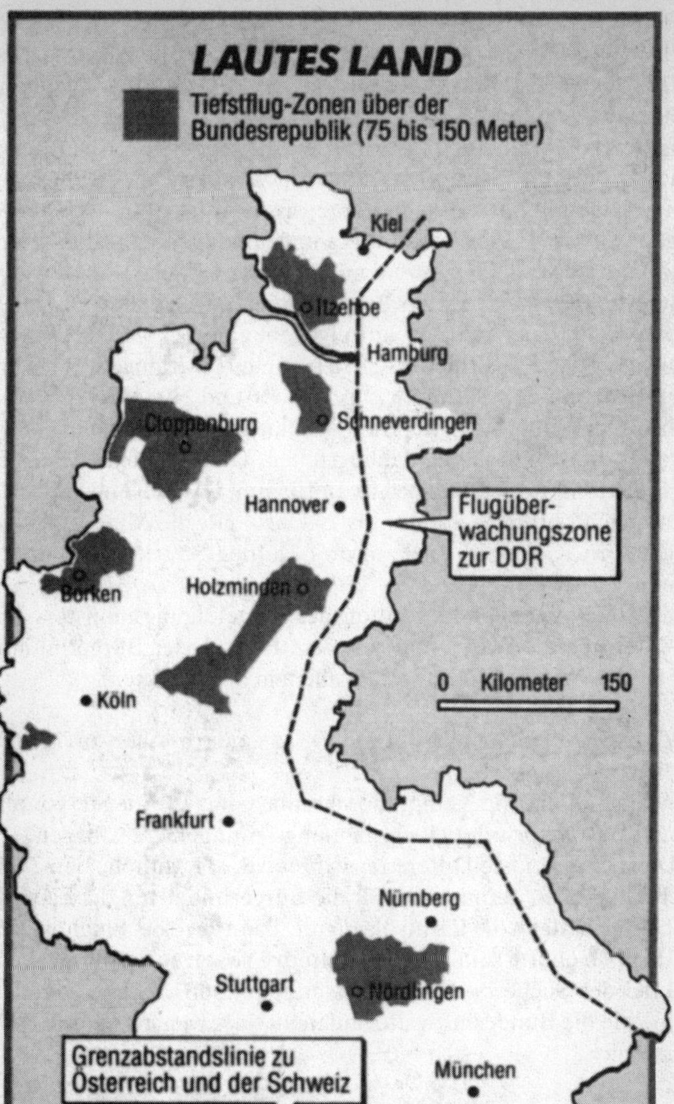
LAUTES LAND
Tiefstflug-Zonen über der Bundesrepublik (75 bis 150 Meter)
Kiel
Itzehoe
Hamburg
Schneverdingen
Cloppenburg
Hannover
Flugüberwachungszone zur DDR
Borken
Holzminden
0 Kilometer 150
Köln
Frankfurt
Nürnberg
Stuttgart
Nördlingen
Grenzabstandslinie zu Österreich und der Schweiz
München
DER SPIEGEL

In den Höhen über 450 Meter wird der militärische Flug nicht mehr als Tiefflug definiert. Festgelegt sind hier sog. «Zeitweilig Reservierte Lufträume» (Temporarily Restricted Areas/TRA) im Höhenbereich 2400–11000 Meter. In diesen TRA's können die Militärs von den sonst vorgeschriebenen Instrumentenflugregeln auf Sichtflug ausweichen, was angesichts des dortigen Treibens verständlich wird: Abfangjagd mit besonders lärmintensiven Steil-, Sturz- und Kurvenflügen, weitere Formen des Luftkampfs, häufig mit Nachbrennereinsatz. Die TRA's sind während militärischer Übungen für den zivilen Luftverkehr gesperrt. In der Praxis bedeutet dies, daß sie nur am Wochenende für den Zivilverkehr freigegeben sind.

Um vom Tiefflug in die TRA's zu kommen (und umgekehrt), durchqueren die Jets den Luftraum zwischen 450 und 2400 Metern – zumeist nicht auf direktem Weg, wie Bürgerinitiativen beobachtet haben, sondern mit tiefflugähnlichen Übungsteilen. Oberhalb 600 Metern etwa dürfen Atomkraftwerke auch im Luftkampf überflogen werden.

Im Nachttiefflug – erlaubt bis 24 Uhr – gilt die Mindesthöhe von 300 Metern. Geflogen wird auf drei Tiefflug-Strecken, die über das Bundesgebiet verteilt sind.

Von der offiziellen Definition des Verteidigungsministers unterscheidet sich die Auffassung aus dem Bereich der Bürgerinitiativen zur Frage «Was ist Tiefflug?» vor allem in drei Punkten:

- *Tiefstflug* beginnt nicht erst bei 30, sondern schon in 75 Metern Höhe.
- Auch militärische Kampfhubschrauber sind Tiefflieger, vor allem, wenn sie Brücken oder Hochspannungsleitungen unterfliegen.
- Die gravierendste Differenz: während die Hardthöhe den Tiefflug nach Flughöhen definiert, ist für die Bürgerinitiativen die Lautstärke maßgeblich, denn die Lärmbelästigung kann auch bei Flughöhen über 450 m noch enorm sein. Konsequenterweise setzen die Bürgerinitiativen bei der Suche nach «Tieffllugsündern» auf Lärmmeßgeräte und nicht, wie die Bundesluftwaffe, auf mehr oder weniger exakte Höhenmessungen.

Seit wann gibt es überhaupt militärischen Tiefflug in der Bundesrepublik? Dies festzustellen fällt selbst der Militärbürokratie schwer. Öffentlich zugängliche Quellen darüber liegen nicht vor. Auch die

Bundesregierung zeigte sich bei mehreren Anfragen im Bundestag außerstande, auf diese Frage eine genaue Antwort zu geben.

Sicher scheint, daß das neugeschaffene Bundesverteidigungsministerium Mitte der fünfziger Jahre auf der Grundlage einer Sonderregelung im Luftfahrtgesetz die generelle Tiefflugzone für Militärflugzeuge zwischen 500 und 1500 Fuß (ca. 150–450 Meter) über Grund installiert hat. Sie wurde zunächst nur von den NATO-Alliierten genutzt, denn die Bundeswehr hatte noch keine Kampfflugzeuge. Gleichzeitig drängten die Alliierten auf die Festlegung von Gebieten, in denen sie noch tiefer fliegen konnten. Noch vor Inkrafttreten des Zusatzabkommens zum NATO-Truppenstatut, das die Rechte der NATO-Streitkräfte in der Bundesrepublik regelt, setzte sich deshalb ein «Ständiger Ausschuß zur Koordinierung der Luftwaffe» zusammen, dem neben Vertretern der USA, Großbritanniens, Frankreichs, Kanadas, Belgiens und der Niederlande auch der Bundesverteidigungsminister und als Vorsitzender der Bundesverkehrsminister angehörten. Dieses Gremium bestimmte acht «Areas 250 Fuß» (75 Meter). Eine davon, die Area 4, wurde später wieder gestrichen. Außerdem wurden Verbindungsstrecken zwischen den Areas festgelegt, die ebenfalls in einer Höhe von 75 Metern durchflogen werden dürfen. (Nach Aussage des Verteidigungsministeriums sind diese Strecken für die Bundesluftwaffe mittlerweile «deaktiviert».)

Die Entscheidungen über den militärischen Tiefflug sind, so die Bundesregierung, seinerzeit «unter Beteiligung der Länder» getroffen worden – was den einzelnen Landesregierungen heute jedoch nicht mehr bekannt ist. Das rheinland-pfälzische Innenministerium etwa beantwortete die Frage, ob es damals Einwände erhoben habe, mit der Erklärung, dies ließe sich heute nicht mehr feststellen, «da das entsprechende Aktenmaterial nicht mehr verfügbar ist».

Im Zuge des Aufbaus einer bundeseigenen Luftwaffe wurde die Tiefflugzone zunehmend auch zum Tummelplatz bundesdeutscher Kampfflugzeuge. Die Piloten des neu angeschafften Starfighter wurden im Rahmen des sogenannten «Step-Down-Approach» behutsam an ihre neue Aufgabe «herangeführt». Sie hatten ein Jahr lang Zeit, sich von der für den Sternenkrieger festgesetzten Mindesthöhe von 250 Metern auf 150 Meter herunterzuarbeiten. In den Areas trainierten sie dann schließlich auch den Flug in noch geringeren Höhen – mit der Folge einer bis heute weltweit unübertroffenen Absturzbilanz.

Nicht nur in der Luft, auch am Boden beanspruchte die neue Bundesluftwaffe Platz für sich: Flugplätze wurden gebaut, schon bestehende, bislang von den NATO-Alliierten genutzte erweitert. Mehrere Gemeinden in Flughafennähe wurden umgesiedelt. Noch heute zeugen Überreste dieser «verschwundenen Dörfer» von der Rücksichtslosigkeit der Luftwaffe bei der Durchsetzung ihrer Ansprüche.

Schon damals, vor mittlerweile 30 Jahren, wurden die ersten öffentlichen Proteste gegen den militärischen Flugverkehr in der Bundesrepublik laut. Auf der folgenden Seite haben wir einige Auszüge aus der ersten entsprechenden Anfrage eines Abgeordneten in einem Landesparlament abgedruckt – und aus der Antwort, deren Tenor Schule machen sollte.

Wo wird tiefgeflogen?

Aus der Sicht der Militärpiloten ist die Bundesrepublik Deutschland ein richtiges Abenteuer. Durchs Fenster müssen sie die Landschaft beobachten, gleichzeitig die Cockpit-Instrumente im Auge behalten, und schließlich ist am Oberschenkel eine Karte befestigt, auf der eingezeichnet ist, wo überall *nicht* tiefgeflogen werden darf. Nicht nur ortsunkundige NATO-Alliierte sehen sich hier höchsten Anforderungen ausgesetzt, die nicht immer erfüllt werden können.

Um sich zurechtzufinden, müssen die bundesdeutschen Piloten die – ansonsten vertrauliche – «Zentrale Dienstvorschrift (ZDV) 19/2» der Bundeswehr pauken, die in einem umfangreichen Katalog den Tiefflug im Detail regelt. NATO-Piloten haben hierzu das «AFCENT-Low-Flying Handbook» zur Hand, das die Tiefflugbestimmungen in den einzelnen Mitgliedsstaaten enthält, allerdings nicht immer deckungsgleich übersetzt ist. Peinlich wurde es für die Bundeswehr nach dem Absturz eines Jets in der Nähe des Atomkraftwerks Ohu im März 1988, als sich herausstellte, daß für die Alliierten ein Überflugverbot über AKW's existierte, für die Bundeswehr jedoch nur die Vorschrift, daß «in Tiefflugkarten eingezeichnete Kernkraftwerke nach Möglichkeit nicht zu überfliegen» seien.

Während in den Augen der Piloten die Bundesrepublik ein giganti-

Aus der Kleinen Anfrage des Abgeordneten Kuhn (SPD) betreffend die «Lärmverursachung durch tieffliegende Düsenjäger» vom 4. Juni 1958:

«Seit dem 22. Mai 1958 werden die Einwohner der Stadt Bad Kreuznach durch den Lärm tieffliegender Düsenjäger erschreckt (...) Am 3. Juni haben die Flieger ihre Sturz- und Tiefflüge über der Stadt Bad Kreuznach in einer Weise wiederholt, die auf dem Gebiete des Landverkehrs strafrechtlich verfolgt würde, zumindest als gemeinschädigend bezeichnet werden muß (...) Die Beschwerden der Badeärzte sind nachhaltig (...) zumal die Kranken, welche noch das Erlebnis der Bombennächte in Erinnerung haben, in ihrem Heilungsfortschritt beeinträchtigt werden.

Außerdem bekundet der Chefarzt einer hiesigen Krankenanstalt, in der 100 Schweroperierte untergebracht sind, daß die Beeinträchtigungen seiner Kranken lebensgefährlich sind und er für die Folgen keine Verantwortung tragen könne. Er müsse sich an die Öffentlichkeit wenden.»

Aus der Antwort der Landesregierung vom 27. Juni 1958:

«Die Landesregierung hat rechtlich keine Handhabe, militärische Flugübungen zu untersagen oder in irgendeiner Weise auf ihre Durchführung einzuwirken (...) Der Bundesminister der Verteidigung hat geantwortet, daß er für diese ernsthaften Beschwerden das größte Verständnis habe und derartige Vorfälle aufrichtig bedaure (...) Weiterhin hat er zugesagt, bei dieser Gelegenheit erneut darauf hinzuwirken, daß die in letzter Zeit ganz allgemein beklagte Belästigung der Zivilbevölkerung durch Tiefflieger über Städten, Wohngegenden und Krankenanstalten unterbleibt (...)»

Quelle: Landtag Rheinland-Pfalz, Landtagsdrucksache III. Wahlperiode, 3. Nr. 413 und 3. Nr. 421

scher Fleckenteppich ist, der fliegerische Slalom-Qualitäten erfordert, sieht ein nüchterner Blick auf die Realität ganz anders aus: Von den 248000 Quadratkilometern der bundesdeutschen Landfläche sind etwa zwei Drittel (165000 qkm) Tieffluggebiet. In diesem Gebiet verstreut liegen die sieben «Areas», in denen bis zu 75 Meter tief geflogen werden darf. «Da diese Gebiete vorwiegend in sonst relativ ruhigen, ländlichen und weniger dicht besiedelten Gegenden liegen», so vermutete der im Auftrag des Umweltbundesamtes forschende Prof. Manfred Spreng, «sollte ein gewisses Verständnis der dortigen Bevölkerung für die dadurch auftretende Belastung erwartet werden...»

Auch über Wohngebieten wird tiefgeflogen, wenn es auch dort «keine wirklich relevanten Tiefflugunternehmen» gebe (Rupert Scholz). Staatssekretär Rühl interpretierte diese Äußerung «als Hinweis auf die von allen im deutschen Luftraum übenden Luftstreitkräften zu befolgenden Tiefflugbestimmungen des Bundesministeriums der Verteidigung» und schloß «das einsatzorientierte Üben von Luftkampf in Bodennähe und von Luft-Boden-Angriffsverfahren über Wohngebieten aus». Dazu zählen auch die Gemeinden am Rande eines Fliegerhorstes. «Weitgehender Verzicht der Einsatzverbände auf Tiefflüge im Nahbereich der Heimatflugplätze aus Rücksicht auf die stark belasteten Flugplatzrandgemeinden und umliegenden Ortschaften» – verlautbart die Hardthöhe. In diesen Gemeinden leben auch die Angehörigen der Piloten und der Geschwadertruppe.

Kein Tiefflug (d. h. Überflüge unter 450 Metern) darf stattfinden
- über Großstädten und in Ballungsgebieten mit mehr als 100000 Einwohnern;
- über militärischen Sperrgebieten (u. a. «Fallschirmabsetzgebiete» oder das «Hubschrauberschutzgebiet Bückeburg»);
- im Umkreis von zivilen und militärischen Flugplätzen;
- (inzwischen) über Atomkraftwerken;
- in Grenzabstandszonen nach Osten (DDR, ČSSR) und Süden (Österreich, Schweiz).

Wer fliegt tief?

Die Bundesrepublik Deutschland ist ein gastfreundliches Land: neben der eigenen Luftwaffe und den Marinefliegern haben die NATO-Staaten USA, Großbritannien und Kanada hier Kampfflugzeuge stationiert. Auch Frankreich – das seit 1966 militärisch nicht mehr der NATO angehört –, Belgien, die Niederlande und Dänemark üben regelmäßig Tiefflug in der BRD. Da Statistiken über die Stationierung von Kampfflugzeugen «Geheim» eingestuft sind, gibt die Bundesregierung den Gesamtbestand auf deutschen Flugplätzen mit «ca. 1400 Strahlflugzeuge» an. Näheres weiß die *FAZ*: es seien 1106 «tiefflugtaugliche» Jets fest stationiert (leichte Schwankungen durch inzwischen eingetretene Abstürze müssen berücksichtigt werden). Davon:

- Bundesluftwaffe 510
- Bundesmarine 110
- USA 300
- Großbritannien 150
- Kanada 36

Weitere NATO-Jets fliegen aus ihren heimischen Horsten ein: 200 niederländische, 150 belgische, 100 französische und 100 dänische Donnervögel sollen, laut *FAZ*, regelmäßig die BRD heimsuchen.

Militärische Flugplätze in der Bundesrepublik
Bundesluftwaffe (BRD): Ahlhorn, Bremgarten, Büchel, Erding, Fürstenfeldbruck, Hopsten, Husum, Ingolstadt, Jever, Kaufbeuren, Lechfeld, Leck, Leipheim, Memmingen, Neuburg/Donau, Nörvenich, Oldenburg, Pferdsfeld, Wittmundhafen
Bundesmarine (BRD): Eggebek, Schleswig/Jagel
US-Air-Force (USA): Bitburg, Hahn, Ramstein, Sembach, Spangdahlem, Zweibrücken
Royal Air Force (GB): Brüggen, Gütersloh, Laarbruch, Wildenrath
Canadian Air Force (CAN): Lahr, Söllingen
NATO: Geilenkirchen (= AWACS-Stützpunkt)

Die Präsenz der alliierten Luftwaffen wird in den nächsten Jahren noch steigen. Mit einem 2-Milliarden-DM-Programm werden die US-Flugplätze in Rheinland-Pfalz ausgebaut. Der unter bundesdeutscher Verwaltung stehende Flugplatz Wittmundhafen wird erweitert, um US-Flugzeugen im Krisenfall Lande- und Versorgungsmöglichkeiten zu bieten. Die Kanadier wollen zusätzlich eine Brigade und zwei Flugzeugstaffeln in ihre baden-württembergischen Fliegerhorste verlegen.

Neben «300 sonstigen Flugzeugen» sind laut Bundesregierung 2100 Kampfhubschrauber in der BRD stationiert. In nächster Zukunft wird, bedingt durch neue Militärstrategien, die Anzahl der Hubschrauber zunehmen. Gerade im Zusammenhang mit diesen bevorstehenden Belastungen kam es bereits zu massiven Widerständen z. B. in Wiesbaden-Erbenheim und Erlensee. Doch schon der derzeitige «normale» Hubschrauberflugbetrieb stößt auf großen Unmut in der Bevölkerung. Kein Wunder, denn Hubschrauber mit einem «Tiefflugauftrag» bewegen sich im Luftraum unter der gesetzlich vorgeschriebenen Mindestflughöhe.

Nach Meinung des Verteidigungsministeriums ist dies völlig legal. In der Zentralen Dienstvorschrift der Luftwaffe steht auch ganz selbstverständlich: «Kontourflüge (das sind Flüge knapp über dem Boden) sind in genehmigten und veröffentlichten Tiefflugübungsräumen zulässig.» Wo sich diese «genehmigten» und «veröffentlichten» Tiefflugübungsräume befinden, ist offensichtlich ein militärisches Geheimnis, denn hierüber gibt es kein Kartenmaterial.

Geübt wird, wo sich kein Widerstand regt. Es wurden schon Militärhubschrauber dabei beobachtet, wie sie in wenigen Metern Höhe dem Lauf eines Bachs folgten oder zwischen Bäumen «Versteck spielten». Ein Pilot der Bundesluftwaffe landete, mit schwarzbemaltem Gesicht, auf einer Koppel, um einen dort befestigten Drachen loszubinden, der in etwa 70 m Höhe friedlich am Himmel stand. Er begründete seinen Einsatz damit, daß der Drachen den Luftraum gefährde und er deswegen fast «abgeschmiert» sei. Interessanterweise ist das Steigenlassen von Drachen bis 100 m Halteleine ausdrücklich vom Gesetzgeber gestattet worden, während das Unterschreiten der Mindestflughöhe von 150 m verboten wurde.

Tabelle 1: Tieffliegende Kampfflugzeuge in der BRD

Flugzeugtyp	Nation	Flugplatz	Geschwindigkeit[1]	Lautstärke[2]
Tornado	BRD	Büchel, Eggebeck,	PG 780	105,8
		Erding, Jever, Lechfeld,	PG 835	108,7
		Memmingen, Nörve-	EG 890	112,2
		nich, Schleswig	EG 0,8 Mach	119,0
Phantom	BRD	Hopsten, Leck, Neu-	PG 780	112,4
		burg, Wittmundhafen	PG 835	117,0
	USA	Ramstein, Spang-	EG 890	120,1
		dahlem	EG 0,8 Mach	123,0
	GB	Wildenrath		
Alpha-Jet	BRD	Fürstenfeldbruck,	PG 670	98,0
		Husum, Oldenburg	EG 740	101,6
Harrier	GB	Gütersloh, Wildenrath	PG 835	110,6
			EG 890	114,7
			EG 1000	118,3
Jaguar	GB	Brüggen, Laarbruch	PG 780	109,2
			PG 835	111,8
			EG 890	116,7
			EG 0,8 Mach	119,0
Mirage	F		PG 780	105,7
			PG 835	107,0
			EG 890	108,3
			EG 1000	112,2
A-10 Thunderbolt	BRD	Ahlhorn	PG 500	100,8
			PG 560	101,4
			EG 610	104,9
F-16	USA	Hahn, Ramstein,	PG 780	104,6
	NL	Spangdahlem	EG 835	110,0
	DÄN		EG 965	114,2
F-111	USA		PG 835	114,8
			EG 890	114,2
F-15	USA	Bitburg, Zweibrücken		
Buccaneer	GB	Laarbruch		
Fiat G-91	BRD	Oldenburg		

1 PG = Planungsgeschwindigkeit, EG = Endanfluggeschwindigkeit; Angaben in km/h. In der BRD ist eine Planungsgeschwindigkeit bis 450 Knoten = 835 km/h erlaubt.

2 Offizielle Schallpegelmessungen für mittlere Spitzenpegel in dB(A), normiert auf 75 m Flughöhe, 15 Grad Celsius, 90 % rel. Feuchte.

Wann wird tiefgeflogen?

Da Tiefflüge nach Sichtflugregeln durchgeführt werden, brauchen Kampfflugzeuge das schöne Wetter wie der Fisch das Wasser. Die gesamte Tiefflugausbildung ist auf «Schönwetter»-Training ausgerichtet, den Flug bei schlechtem Wetter üben die Piloten nicht. Das Bundesverteidigungsministerium: «Aus Flugsicherheitsgründen wurden... hierfür mit acht Kilometern bzw. fünf Kilometern für erfahrene Luftfahrzeugführer Mindestsichten festgelegt, die über den nach der Luftverkehrsordnung zulässigen Mindestwerten für Sichtflüge im unkontrollierten Luftraum liegen.»

Wenn diese Mindestsicht nicht vorhanden ist, darf nicht tiefgeflogen werden. Wiederum die Hardthöhe: «Diese Mindestbedingungen werden im statistischen Mittel in Mitteleuropa an ca. 140 Tagen im Jahr erreicht, so daß an diesen Tagen die Ausbildungsforderungen für den militärischen Tiefflugbetrieb gedeckt werden.» Dies bedeutet, daß die Gesamtbelastung durch den Tiefflug sich auf etwa 30–40 Prozent des Jahres zusammendrängt. Im Sommer sind 200 tiefe Überflüge in einer Area kein Ausnahme.

Generell ist der Tiefflug von Montag bis Freitag in der Zeit von 7–17 Uhr erlaubt, Nachttiefflüge bis 24 Uhr. Von Mai bis Oktober gilt eine «Mittagspause», in der von 12.30–13.30 unterhalb von 450 Metern nicht geflogen werden darf. Bürger in den Tieffluggebieten berichten jedoch von laufenden Verletzungen der Mittagspause.

Das Wochenende sowie Feiertage sind tiefflugfrei, nur: «Ausnahmen werden... für besonders befohlene Übungen und Manöver sowie für die Nutzung der Luft-Boden-Schießplätze erteilt» (Verteidigungsministerium). Von einer solchen Ausnahme berichtet die folgende Geschichte.

Am 6. Januar 1988 wurde zwischen 8.45 Uhr bis 16.30 Uhr in der Area 7 (Bayern) bis zu 75 Metern tief geflogen. Der 6.1. («Heilige Drei Könige») ist in Bayern ein gesetzlicher Feiertag und also mit Tiefflugverbot belegt. Deshalb schrieb der Landwirt und Vorsitzende des «Bürgerprotestes gegen Tiefflieger», Christoph Bornebusch, einen erbosten Brief an den damaligen Verteidigungsminister Wörner, in dem er um Aufklärung bat und u. a. fragte: «Wie gedenken Sie sich bei den Bürgern der Area 7 zu entschuldigen?» Nach zwei Monaten ohne Antwort hakte er nach und erhielt schließlich Mitte April vom Führungsstab der Luftwaffe eine Antwort.

Der Grund für die Verzögerung: «Bei den Ermittlungen mußten sieben nationale Kommandobehörden der verbündeten Streitkräfte angeschrieben werden. Da das entsprechende Fernschreiben, aufgrund eines Übermittlungsfehlers, bei einer Nation nicht eingegangen war und nochmals übermittelt werden mußte, lagen alle sieben Antworten erst jetzt vor.»

Das Resultat der umfangreichen Nachforschungen: Kanadische Kampfflugzeuge waren's. «Es war versäumt worden», so die Hardthöhe, «die Besatzungen darauf hinzuweisen, daß dieser Tag in Baden-Württemberg und Bayern ein gesetzlicher Feiertag ist...»

Vorbeugend, weil die nächsten Heiligen Drei Könige vor der Tür standen, wandte sich Bornebusch im Dezember 1988 wieder an das Verteidigungsministerium, «Abt. Einschränkung der Tiefflüge», und erlaubte sich «ein paar Vorschläge»:

«Bis zum 2. Januar ist sowieso kein Flugverkehr, am 6. Januar ist schon wieder ein Feiertag, also lohnt es sich gar nicht, die Maschinen startklar zu machen. Für die zweite Hälfte im Januar sind im 100jährigen Kalender viele Niederschläge gemeldet, also auch nichts mit Flugwetter. Der Februar fällt, da die Piloten ja auch Fasching feiern, wegen Alkohol auch aus. Der März mit seinen vielen Osterfeiertagen und Nebeltagen ist auch nicht besonders tiefflugfreundlich. April: ‹Da macht's Wetter was es will› (Bauernregel). Also bis auf ein paar Tage auch nichts Gescheites. Mai, nun ja, aber drei Feiertage, Sie sollten es sich überlegen. Dann im Juni, Juli und August sollte dieses Jahr wirklich einmal Ruhe sein. Schließlich wollen wir auch in das Fremdenverkehrsgeschäft einsteigen. Ramstein gilt es auch durch ein paar freie Tage zu gedenken. Ach ja, Ohu und die 19 anderen Abstürze, da geht doch glatt der September drauf. Oktober – Nebelzeit – zwei Feiertage, bundesweite Festivals, weil es keinen Tiefflug gab, da wollen Sie doch auch nicht stören. Also zum November: drei Feiertage, größte Absturzgefahr durch den langen Flugentzug, Risiko für uns und die Piloten. Dezember, Adventszeit, Schneetreiben und Gedenken an Remscheid.

Oh – das Jahr ist um, wir haben Millionen gespart, der Russe ist noch im Osten, was will er auch bei uns. 83 Prozent der Bevölkerung freuen sich wieder über das Militär, finden vielleicht sogar wieder Vertrauen. Viele Kinder wurden nicht zu Waisen. Kein menschenverachtender, krankmachender Tieffluglärm, keine todbringenden Abstürze, keine Angst vor der eigenen Verteidigung. Keine Bürgerinitiativen mehr, die den Militärs und Politikern Menschenverachtung, Imponiergehabe, falsche Wirtschaftsinteressen, Fehleinschätzung etc. vorwerfen können.

Lassen Sie Ihre Maschinen also in der Halle ...»

Die Antwort steht noch aus.

Wieviel wird tiefgeflogen?

Wer sich über das Tiefflugaufkommen in der Bundesrepublik informieren will und dazu offizielle Zahlen zur Hand nimmt, verirrt sich schnell in unüberschaubarem Gelände. Ein paar Beispiele sollen dies verdeutlichen:

- Im Weißbuch 1983 der Bundeswehr, dem ersten in der politischen Verantwortung der CDU/CSU/FDP-Bundesregierung, wird die Situation zutreffend beschrieben: «Nirgendwo wird der Luftraum dichter beflogen als über der Bundesrepublik Deutschland.» An den insgesamt vier Millionen Flugbewegungen (heute sind es nahezu fünf Millionen) seien die Militärs mit 580000 Flügen beteiligt – die Bundesluftwaffe mit 380000, die NATO-Alliierten mit 200000. Fünf Jahre später gibt das gleiche Ministerium für das gleiche Jahr 1983 völlig andere Zahlen heraus: Die Zahl für die Bundeswehr liegt auf einmal um knapp 100000 tiefer (285224), die Zahlen der Alliierten haben sich gar verdreifacht (600000); die Gesamtzahl militärischer Flugbewegungen über der BRD 1983, veröffentlicht in einer Antwort auf eine Anfrage der GRÜNEN, liegt jetzt mit 885224 um 53 Prozent höher.
- Der frischgebackene Verteidigungsminister Rupert Scholz (CDU) schickte im Frühsommer 1988 die neueste Ausgabe der Broschüre «Bundeswehr und Umweltschutz» ins öffentliche Rennen, in der u. a. von 690000 militärischen Flügen der NATO-Alliierten im Luftraum der BRD die Rede ist. Ein paar Monate vorher hatte Peter Kurt Würzbach (CDU), später auch bei Scholz für einige Zeit Parlamentarischer Staatssekretär, die Gesamtzahl aller militärischen Flüge in der BRD auf 700000 beziffert. Führen nun die Alliierten nahezu alle militärischen Flugbewegungen über der BRD durch, gab es Schwierigkeiten bei der Sprachregelung oder haben die jeweiligen Herren der Hardthöhe freie Hand bei der Umsetzung ihrer Phantasie in Pressemitteilungen?
- Der Tieffluganteil am militärischen Flugbetrieb insgesamt bewegt sich – nach offiziellen Angaben – knapp über zehn Prozent. Peter Kurt Würzbach: «Weniger als ein Zehntel.» Was heißen soll, daß militärische Fluggeräte über der Bundesrepublik zu 90 Prozent nicht im Tiefflug tätig seien. Da gibt es aber auch eine Stellungnahme des Verteidigungsministeriums im Fluglärm-Unterausschuß des Bundesta-

ges, wonach auf die drei Kampfflugzeug-Varianten folgende Tiefflug-anteile entfallen:

- Jagdbomber: ca. 80 Prozent;
- Aufklärer: «ein etwas geringerer Anteil»;
- Jäger: ca. 50 Prozent.

Wenn nun alle Kampfflugzeuge wesentlich mehr als die Hälfte ihrer Einsätze im Tiefflug absolvieren: wie kommen dann die offiziellen 10 Prozent zustande? Auch die Kampfhubschrauber, die unberechtigterweise nicht als Tiefflieger gelten, können ein solches Zahlen-Dumping nicht bewirken.

- Im Oktober 1986 erklärt Peter Kurt Würzbach im Bundestag, die Alliierten flögen in demselben Jahr 60000 Tiefflugstunden über der Bundesrepublik, das Verhältnis zur Bundesluftwaffe sei 60:40. Der sozialdemokratische Bundestagsabgeordnete Albrecht Müller errechnet folgerichtig 100000 Tiefflugstunden für 1986. Dagegen erläutert Luftwaffeninspekteur Jungkurth den Mitgliedern des Verteidigungsausschusses, 1986 habe es 70000 Tiefflugstunden über der BRD gegeben. Im Dezember 1988 schließlich weiß das Verteidigungsministerium dem Bundestag gegenüber von nur noch 67000 Tiefflugstunden im Jahre 1986 zu berichten.

Diese und viele andere Beispiele bestärken die Kritiker in ihrer Vermutung, daß Zahlenangaben aus dem Verteidigungsministerium keinen hohen Glaubwürdigkeitsgrad aufweisen. Sind es falsche oder geschätzte Zahlen, wird aus politischen Gründen manipuliert, werden Berechnungsgrundlagen zurechtgebogen? Eine Klärung ist notwendig, da die Hardthöhe in der gegenwärtigen Tiefflugdiskussion hartnäckig an der Behauptung festhält, die Tiefflugausbildung der Luftwaffe über der Bundesrepublik habe sich von 1980 bis 1986 «um nahezu die Hälfte verringert» – und damit auch die Belastung der Bevölkerung.

Als die GRÜNEN-Abgeordnete Gertrud Schilling Näheres über diese angebliche Verringerung wissen wollte, schickte das Verteidigungsministerium seiner Antwort eine «Anmerkung» voraus: «Statistiken in dem erbetenen Detaillierungsgrad werden nur im begrenzten Umfang geführt. Die dafür erforderliche Kapazität zur Aufbereitung der auszuwertenden Daten ist weder im Bundesministerium der Verteidigung noch im nachgeordneten Bereich vorhanden.»

Die entsprechenden Zahlenangaben erfolgten deshalb «auf der Basis der verfügbaren Unterlagen». Zu diesen Unterlagen zählen auch zwei sog. «Ist-Erhebungen» 1980 und 1986, wobei das Verteidigungsministerium seine Erhebungs-Methoden nicht bekanntgab.

Um einen ungefähren Überblick zum Tiefflugaufkommen in der Bundesrepublik zu ermöglichen, haben wir auf den beiden folgenden Seiten offizielle Angaben und eigene Berechnungen zu Tabellen zusammengestellt, gegliedert nach militärischen Flugbewegungen, Anzahl und Dauer der Tiefflüge.

Zu einer exakten zahlenmäßigen Erfassung der Tiefflüge ist die Bundeswehr nicht in der Lage. Warum das so ist, erläuterte Staatssekretär Würzbach seinem Parteifreund Hermann Kroll-Schlüter folgendermaßen:

«Tiefflüge werden nach Sichtflugregeln im unkontrollierten Luftraum durchgeführt. Sie werden individuell geplant, d. h. sie folgen keinem vorgegebenem Streckennetz. Die Abgabe eines Standard-Flugplanes ist hierfür nicht erforderlich, es genügt ein sogenannter Kurzflugplan. Die Flüge werden von der Flugsicherung weder geführt noch kontrolliert. Lediglich die Start- und Landezeiten werden festgehalten. Die Vielzahl von Daten über Flugwegplanung/Flugdurchführung aller Tiefflüge wird nicht zentral erfaßt. Angesichts der geringen Höhe, die eine dauernde Radarverfolgung unmöglich macht, und vor allem wetterbedingter Kursänderungen während des Einsatzes ist eine ständige, aktuelle Übersicht über alle (frei geplanten) Tiefflüge technisch heute noch nicht möglich.»

Um dennoch Statistiken führen zu können, ist die Hardthöhe auf die taktischen Ausbildungsprogramme (deren tatsächliche Ausführung nicht überprüft werden kann) und auf die Aussagen der Piloten als Datengrundlage angewiesen.

Exakt meßbar sind lediglich die Starts auf Bundeswehr-Flugplätzen pro Jahr: 1987 waren dies 285807, wovon 18113 Starts ziviler Flugzeuge abgezogen werden müssen. Die tiefflugrelevanten Strahlflugzeuge hatten einen Startanteil von ca. 40 Prozent, Hubschrauber bis zu 50 Prozent und «sonstige Flugzeuge» ca. 10 Prozent.

Während bei bundesdeutschen Kampfflugzeugen also immerhin die Starts registriert werden können, ohne daß damit Aussagen zum Ob und Wieviel des Tiefflugs möglich sind, geraten die Zahlen für die

Tabelle 2: Militärischer Luftverkehr, Anzahl der Tiefflüge und Tiefflugstunden über der Bundesrepublik Deutschland

Militärische Flugbewegungen

	Bundeswehr	Alliierte	gesamt
1980	280588[1]	600000[1]	880558[1]
1981	270255[1]	600000[1]	870255[1]
1982	285262[1]	600000[1]	885262[1]
1983	285224[1]	600000[1]	885224[1]
	380000[2]	200000[2]	580000[2]
1984	292542[1]	600000[1]	892542[1]
1985	290017[1]	600000[1]	890017[1]
	310000[3]		1000000[3]
1986	279218[1]	600000[1]	879218[1]
	304000[4]	690000[4]	994000[4]
1987	267694[1]	600000[1]	867694[1]
			700000[5]
1988	–	–	–

Anzahl der Tiefflüge

	Bundeswehr	Alliierte	gesamt	Anteil am ges. milit. Flugverkehr
1980	48500[1, 10]	45000[1, 10]	103000[1, 10]	12%
	69286[6]	64286[6]	133572[6]	15%
1981	–	–	–	
1982	–	–	–	
1983	–	–	110000[2]	19%[2]
				12%[1]
1984	48000[7]	54370[7]	102370[7]	11%
1985	43000[7]	63000[7]	106000[7]	12%
	57143[6]		100000[3]	10%
1986	32000[1]	55000[1]	87000[1]	10%
	35000[4]	52500[4]	87000[4]	9%
	34286[6]	62857[6]	97143[6]	11%
1987	35714[6]	53571[6]	89285[6]	10%
1988	31429[6]	64286[6]	95715[6]	

Tiefflugstunden über der BRD

	Bundeswehr	Alliierte	gesamt	Durchschnitt: Wie lange im Tiefflug?
1980	45000[1, 10]	43000[1, 10]	88000[1, 10]	51 Minuten[1]
1981	–	–	–	
1982	–	–	–	
1983	–	–	–	
1984	–	–	–	
1985	40000[2]	–	–	
1986	24000[1]	44000[1]	68000[1]	47 Minuten[1]
1987	25000[8]	37500[8]	62500[8]	54 Minuten[8, 1]
1988	22000[9]	45000[9]	67000[9]	42 Minuten[1]

Quellen:

1 Antwort der Bundesregierung auf Kl. Anfrage der Grünen (DBT-Drs. 11/3787) v. 22. 12. 1988 «Anzahl von Tiefflügen».
2 Bundesminister der Verteidigung: «Weißbuch 1985», Bonn 1985.
3 Clemens Stroetmann, Parl. StS. im Bundesumweltministerium, auf dem Symposion «Bundeswehr und Umweltschutz» v. 2.–4. 11. 1987 in Mannheim.
4 Bundesminister der Verteidigung: «Bundeswehr und Umweltschutz», Bonn 1988.
5 Peter Kurt Würzbach, damaliger Parl. StS. im Bundesministerium der Verteidigung, auf dem Symposion «Bundeswehr und Umweltschutz» v. 2.–4. 11. 1987 in Mannheim.
6 Eigene Berechnungen auf der Grundlage der durchschnittlichen Dauer eines Tiefflugs über der BRD von 42 Minuten, vgl. DBT-Drs. 11/3787 v. 22. 12. 1988.
7 Antwort der Bundesregierung auf Kl. Anfrage der Grünen (DBT-Drs. 11/558) «Tief- und Tiefstflüge im Bereich von 150 bis 450 Metern und 75 bis 150 Metern über Grund durch strahlengetriebene Militärflugzeuge und die Belastung der Bevölkerung dadurch».
8 Manfred Wörner, damaliger Bundesverteidigungsminister, am 13. 4. 1988 vor dem Verteidigungsausschuß.
9 *FAZ* 9. 1. 89.
10 Protokoll der 2. Sitzung des Unterausschusses «Militärischer Fluglärm/Truppenübungsplätze» am 20. 1. 1988, Anlagen 1 und 2.

Alliierten zum kühnen Wurf: Ihre Starts in der BRD werden nicht gezählt; seit Jahren gilt hier die festgelegte Schätzung von insgesamt 600000 Starts, bezogen auf alle militärischen Flugbewegungen. Wie es von dieser groben Schätzung her möglich sein soll, die sich jährlich ändernden Daten für Anzahl und Dauer alliierter Tiefflüge über der BRD zu ermitteln, liegt im dunkeln.

Ebenfalls nicht gezählt werden können Tiefflüge der benachbarten NATO-Partner (Frankreich, Belgien, Niederlande, Dänemark, Großbritannien), deren Piloten von heimischen Fliegerhorsten aus eine Tiefflug-Gastrunde über der BRD drehen und dann nach Hause zurückkehren. Umso erstaunlicher ist die Aussage der Bundesregierung, 1987 seien «insgesamt 15851 Einflüge alliierter Luftfahrzeuge in den Luftraum der Bundesrepublik Deutschland zur Tiefflugausbildung registriert» worden. Für 1988 wollte die *FAZ* 17500 solcher Einflüge gezählt haben – ohne die Quelle zu nennen. Aller Wahrscheinlichkeit nach handelt es sich hier lediglich um Einflüge in die sieben Areas, denn diese müssen tatsächlich angemeldet werden.

Der wichtigste Aspekt bei der Frage, wieviel über der Bundesrepublik tiefgeflogen wird, wird in der politischen Diskussion kaum wahrgenommen: die Unterscheidung zwischen Tiefflug-*Anzahl* und Tiefflug-*Stunden*. Ein realistischer Maßstab bei der Berechnung des Tiefflugaufkommens kann allein die Tiefflug-Stunde sein, weil diese in direktem Bezug zur Belastung in der Bevölkerung steht. Ein Kampfjet, der eine Stunde lang tief fliegt, bewirkt eine gleich große Belastung wie sechs Jets, die jeder nur zehn Minuten tieffliegen und dann in höhere Regionen abdrehen. Daraus wird ersichtlich, daß der Berechnungsmaßstab «Anzahl» leicht manipuliert werden kann. Um beim obigen Beispiel zu bleiben: eine Reduzierung der Tiefflug-Anzahl von sechs auf eins würde sich zwar gut anhören, die Belastung für die Bevölkerung bliebe aber die gleiche, weil sich die zeitliche Dauer des Tiefflugs nicht verändern würde.

Eine Verringerung der Tiefflugbelastung ist also ausschließlich an nachweisbaren Fakten über die zeitliche Abnahme festzustellen. Diesen Nachweis kann die Hardthöhe jedoch aus mehreren Gründen nicht führen – auch wenn sie, immer wieder behauptet, von 1980 bis heute habe sich die Tiefflugbelastung in der BRD um etwa die Hälfte verringert.

- Grundlage dieser Behauptung sind regierungsoffizielle Statistiken.

Von der Fragwürdigkeit dieser Statistiken war bereits die Rede. Wenn es darin aber nicht nur um die Tiefflug-Anzahl, sondern um die Tiefflug-Stunden geht, werden sie besonders zweifelhaft. Denn um den tatsächlichen Tiefflug-Anteil während eines militärischen Fluges messen zu können, müßte an Bord aller über der Bundesrepublik fliegenden Kampfflugzeuge eine technische Einrichtung bestehen, die bei einem Abtauchen unter 450 Meter bis zum Hochziehen aus dem Tiefflugband bzw. bis zur Landung automatisch die Zeit nimmt. Diese Protokolle müßten von jedem Piloten, von Deutschen, Amerikanern, Briten, Kanadiern, Franzosen, Belgiern, Niederländern, Dänen, nach der Landung abgeliefert und einer zentralen, möglichst von unabhängigen Experten besetzten Erfassungsstelle zugeleitet werden. Eine solche Erfassung scheint, abgesehen von den technischen Problemen, völlig undurchführbar. Die Zahlen aus dem Verteidigungsministerium, als Korsett in der Tiefflugdiskussion von allen gerne genommen, entpuppen sich demnach als Mischung aus Schätzungen, Stichproben und Erzählungen. Bezeichnend: in keiner der inzwischen zahllosen Debatten und Antworten auf Anfragen im Bundestag hat die Hardthöhe ein einziges Mal ihre Berechnungsgrundlagen erklärt.

- Unterstellen wir einmal, die Zahlen stimmen. Es stellt sich dann heraus, daß sich die Bundesluftwaffe bei ihrem «Um-die-Hälfte-verringert»-Statement allein auf sich selbst bezieht, ohne gesondert darauf hinzuweisen. Nach den Hardthöhe-Zahlen hat die Bundeswehr tatsächlich stark reduziert, verkauft dies jedoch als Ganz-Paket und verschweigt dabei – aus bündnispolitischen Gründen –, daß die NATO-Alliierten den Tiefflug über der BRD keineswegs reduziert, sondern sogar verstärkt haben. Der Beleg, ersichtlich in der Tabelle auf S. 33: die NATO-Alliierten fliegen auch nach offiziellen Zahlen heute 2000 Tiefflugstunden mehr als 1980! Das wirkt sich auf die Gesamt-Bilanz so aus: In der Tiefflug-Anzahl gibt es von 1980 bis 1988 eine Reduzierung zwischen 7 und 28 Prozent: bei den Tiefflug Stunden beträgt die Reduzierung im gleichen Zeitraum 24 Prozent. Dies ist nicht einmal die Hälfte der Hälfte – wie gesagt: alles nach offiziellen Angaben.
- Immer wieder beteuert die Bundesregierung, man habe die Dauer des Tiefflug-Anteils innerhalb eines militärischen Fluges deutlich verringert; für 1988 betrage dieser durchschnittliche Anteil, für Bundeswehr und NATO zusammen, «im Luftraum über der Bundesrepu-

blik Deutschland . . . etwa 42 Minuten». 1980 seien es noch 57 Minuten gewesen. Von der fehlenden Nachprüfbarkeit abgesehen: für die bundesdeutschen Tiefflüge im NATO-Ausland werden 73 Minuten pro Tiefflugeinsatz angegeben – obwohl in den meisten Ländern schärfere Bestimmungen als in der BRD gelten. Wie paßt das zusammen? Interessant ist zudem, warum hier nicht, wie anderswo auch, nach Bundeswehr und Alliierten getrennte Daten angegeben werden, obwohl dies an anderer Stelle möglich scheint? Trifft möglicherweise die Vermutung zu, daß die Tiefflug-Stunden auf folgende Weise ermittelt werden: Man nehme irgendeinen Mittelwert, sagen wir mal 42 Tiefflug-Minuten pro Einsatz, setze ihn in Zusammenhang mit angenommenen Daten der Tiefflug-Einsätze, getrennt nach Bundesluftwaffe und Alliierte, und erhält so die Tiefflug-Stunden?

Das Fazit: sowohl die angebotenen offiziellen Zahlen für die Anzahl als auch für die Dauer von Tiefflügen werfen mehr Fragen auf, als daß sie glaubwürdige Antworten geben könnten. Die Zahlen aus Bonn sind nicht nachprüfbar. Tiefflüge und ihre Dauer sind nicht zu erfassen, Schätzungen und Manipulationen verdrängen seriöse Information.

Mit der Spekulation, daß man in Bevölkerung und Medien über den emotionalen Lärm-Frust hinaus zumindest die rational-kühle Daten- und Faktenkompetenz der Regierung anerkennt, hofft die Hardthöhe auf eine für sie günstige Konfliktlösung: Der deutsche Bundesbürger werde sich, nachdem er sein Mütchen gekühlt hat, schon wieder ins Unvermeidliche fügen. Deshalb ist eine statistische Kritik und Infragestellung der Zahlen aus Bonn von großer Bedeutung. Denn was von Militärstrategen als Verringerung des Tiefflugs ausgegeben wird, das muß noch lange keine sein.

Deutscher Tiefflug im Ausland

Von den insgesamt 44470 angegebenen Tiefflug-Stunden der Bundesluftwaffe 1987 sind die deutschen Piloten 19470 Stunden im NATO-Ausland tiefgeflogen. Mit eingerechnet sind dabei die Tiefflugeinsätze bundesdeutscher Jets im benachbarten Ausland: für 1987 sollen dies 8107 Einsätze in Frankreich, Belgien, Niederlande, Großbritannien und Dänemark gewesen sein (Antwort der Bundesregierung auf eine SPD-Anfrage; später erhielten die GRÜNEN, ebenfalls für 1987, die Zahl von 7870 Einsätzen). Zu beachten ist, daß alle Einsätze im benachbarten Ausland nicht auf das Inland-Konto angerechnet werden, obwohl zumindest Teile davon (Hin- und Rückweg von und zu den einheimischen Fliegerhorsten) auch über bundesdeutsches Gebiet führen.

Auf Stunden umgerechnet waren deutsche Jets 1987 8470 Stunden bei ihren Nachbarn und in der Türkei im Tiefflug unterwegs und 11000 Stunden in denjenigen Ländern, wo die Bundesluftwaffe eigene Stützpunkte unterhält: Kanada, Portugal und Italien. Im Unterschied zum Inland (42 Minuten) bleiben die Piloten nach offiziellen Angaben im Ausland wesentlich länger im Tiefflugeinsatz: im Durchschnitt 73 Minuten. Etwa zwei Drittel der «Waffenausbildung» – gemeint sind damit Luftkämpfe, Bombenabwürfe und Luft-Boden-Kämpfe – finden im Ausland statt. Die gesamte fliegerische Grundausbildung der Bundesluftwaffe wird in den USA durchgeführt; bundesdeutsche Tiefflüge gibt es dort jedoch offiziell nicht.

Die Situation in den drei Stützpunkten, die von der Bundesluftwaffe für Tiefflüge im Ausland genutzt werden, ist unterschiedlich. Der Vertrag mit Portugal über den Stützpunkt Beja im Süden des Landes lief im Juli 1988 aus. Er wurde provisorisch um ein Jahr verlängert. Zur Zeit sind Verhandlungen im Gange, um «den Umfang der bisherigen Nutzung fortzuschreiben» (Bundesregierung). Es wurde bekannt, daß Bonn im Gegenzug Portugal beim Bau von drei Fregatten des Typs Meko 200 finanziell entgegenkommen will. Strittig sei die künftige Verantwortlichkeit bei der Flugkontrolle, die in Beja bislang in bundesdeutscher Hand lag. Auf dem Stützpunkt, 200 Kilometer südlich von Lissabon, unterhält die Bundeswehr Alpha Jets für die Pilotenausbildung und hat rund 200 Soldaten stationiert.

Auch im sardinischen Decimomannu soll der bisherige Nutzungs-

Tabelle 3: Tiefflugeinsätze der Bundesluftwaffe im Ausland

	1984	1985	1986	1987
Niederlande	2900	2400	2850	3670
Frankreich	700	750	920	980
Dänemark	1500	1620	1550	850
Belgien	400	480	430	500
Türkei	–	470	–	460
Großbritannien	–	–	–	50
Italien	2670	4670	4350	4250
Kanada	2080	2990	3350	3500
Portugal	4580	3170	3500	3100
	14830	16550	16950	17410

Tiefflugstunden der Bundesluftwaffe im Ausland

	1984	1985	1986	1987
Niederlande	3770	3120	3700	4770
Frankreich	910	975	1200	1280
Dänemark	1950	2100	2020	1100
Belgien	520	625	560	650
Türkei	–	615	–	600
Großbritannien	–	–	–	70
Kanada	2500	3500	4000	4200
Portugal	5500	3800	4200	3800
Italien	2000	3500	3130	3000
	17150	18235	18810	19470

Quelle: Antwort der Bundesregierung auf Kl. Anfrage der GRÜNEN, DTB-Drs. 11/3787, 22. 12. 1988

umfang beibehalten werden. «Einschränkende Faktoren sind die begrenzte Kapazität der Basis Decimomannu und Mängel bei der Ausbildungsqualität. Lediglich im Bereich Luftkampfausbildung ist eine Steigerung der Einsätze durch Aufwuchs von Tornado-Verbänden vorgesehen» (Bundesregierung). Zu diesem Zweck werde eine «Anmietung ziviler Zieldarstellung» geprüft.

Die Nutzung des NATO-Stützpunktes in Goose Bay/Labrador durch die Bundesluftwaffe «wurde fortgesetzt und das Flugstundenaufkommen weiter erhöht» (BMVg). 4200 deutsche Tiefstflugstunden bis zu 30 Meter «Höhe» pro Jahr quälen die dort lebenden Innu-Ureinwohner; dazu kommen noch Tiefstflüge kanadischer, US-amerikanischer und niederländischer Jets. «Nach Fertigstellung der erforderlichen Infrastruktur» (gemeint ist der Bau einer zweiten Flugzeughalle bis Mitte 1990) droht eine Ausweitung auf 5000 Stunden. Nach Informationen der *FAZ* hat die kanadische Regierung angeboten, den Stützpunkt in der Gänsebucht ganzjährlich offenzuhalten, um die Erhöhung der bundesdeutschen Flüge auf 12000 Tiefflugstunden pro Jahr zu ermöglichen. Dazu wurde die Bereitschaft signalisiert, einen zweiten Luftwaffenstützpunkt zu bauen.

Die Proteste der Innu-Ureinwohner gegen die Tiefflüge werden von bundesdeutscher Seite bis heute nicht ernst genommen. Im Juli 1988 bereisten Mitglieder des Verteidigungsausschusses Goose Bay und ließen sich erzählen, daß es nur 886 Innu gebe – im Gegensatz zu den behaupteten 10000 –, daß diese keine Nomaden seien, daß in der Jagdsaison keine Tiefflüge stattfänden, daß es den Karibou-Herden ganz prächtig ginge und daß demnächst eine Umweltstudie erscheine. Bereits früher hatte die Bundesregierung keine Veranlassung gesehen, Innu-Vertreter zu empfangen.

Diskutiert wird seit neuem über das Angebot von Marokko, über seinem Territorium tiefzufliegen. Die belgische Luftwaffe nutzt bereits einen Flugplatz in der Nähe von Marrakesch. Nach ersten Rechnungen auf der Hardthöhe würde jedoch eine Verlagerung von Tiefluganteilen in das nordafrikanische Land etwa 1 Milliarde DM erfordern.

Das wichtigste Zukunftsprojekt im Bereich «Tiefflug im Ausland» ist das geplante Taktische Tiefflug-Ausbildungszentrum der NATO, das bis 1995 fertiggestellt werden soll. Allerdings ist die Planung bis-

Offener Brief des Volkes der Innu
an die Völker von Großbritannien, Niederlande und Westdeutschland

Airbase Camp, Ntesinan, 12. Oktober 1988

Wir sind das Volk der Innu von Ntesinan. Andere nennen unser Land Labrador. Wir haben schon immer auf diesem Land gelebt. Es wurde von einer Generation zur anderen weitergegeben. Heute sind wir die Verwalter dieses Landes. Die vorige Generation hat es uns anvertraut, damit wir es unseren Nachkommen weitergeben können, mit all seiner Schönheit und seinem Reichtum. Unser Volk zählt 10000 Menschen. Wir leben in Sheshatshit, der Innu-Siedlung, die dem Flughafen am nächsten liegt, den Kanada illegal auf unserem Land errichtet hat. Die Siedlung hat 800 ständige Einwohner, aber wir verbringen viel Zeit beim Jagen und Fischen auf unserem Land.

Wir schreiben, weil wir um Ihre Hilfe bitten möchten. Kriegsflugzeuge mit den Abzeichen Ihrer Länder üben über unserem Land illegale Tiefflüge und das Abwerfen von Bomben. Täglich erleben die Menschen unseres Volkes und die Tiere, die wir jagen, den fürchterlichen Schrecken dieser lärmenden Düsenflugzeuge. Sie fliegen nur 30 Meter über unsere Köpfe hinweg. Die kanadische Regierung hat zudem die NATO eingeladen, die illegale Flugbasis zum vollausgebauten Tiefflug- und Bombenabwurfübungszentrum auszuweiten.

Unsere Bitte ist einfach, aber für uns geht es dabei um Tod oder Leben. Bitte nehmen Sie Kontakt mit Ihren Regierungen auf und verlangen Sie, daß diese die Verletzung unserer fundamentalen Menschenrechte einstellen.

Seit 1980 schon haben wir gegen die illegale Nutzung unseres Landes protestiert. Doch die kanadische Regierung ignoriert uns einfach. Das Grundproblem liegt darin, daß die Regierung Kanadas sich weigert, Ntesinan als Innu-Land anzuerkennen, obwohl es in der kanadischen Verfassung heißt: «Die bestehenden Rechte und Verträge der Ureinwohnervölker Kanadas werden hiermit anerkannt und bekräftigt.» Wir haben niemals in einem Vertrag oder einer anderen Übereinkunft irgendwelche Rechte an unserem Land an Kanada abgetreten. Und doch hat die kanadische Regierung den Regierungen Ihrer Länder erlaubt, Tiefflüge und Bombenabwurfübungen über unserem Land durchzuführen. Wenn wir uns nicht wehren, wird unsere Art zu leben völlig zerstört werden.

Vor vier Wochen haben wir durch ein kleines Lager den Bombenabwurfplatz 63 Meilen südlich von Goose Bay Air Base besetzt und so die Übungsabwürfe gestoppt. Vor drei Wochen haben 200 Innu ein Lager am Ende einer der Rollbahnen errichtet. Auf den Rollbahnen führten wir friedliche Proteste durch. Über 100 unserer Leute wurden krimineller Vergehen beschuldigt und 21 ins Gefängnis gesteckt. Fünf sind immer noch eingesperrt (Daniel Ashini, Michel Gregoire, Ben Michel, David Nuke, Peter Penashue), darunter auch unser Priester James Roche. Bitte helfen Sie uns in unserem Kampf für fundamentale Gerechtigkeit. Fordern Sie von Ihrer Regierung, daß diese ihre illegalen Tiefflüge über unserem Land einstellt.

her kaum vorangekommen, noch ist auch unklar, wo dieses «NATO-Tactical-Fighter-and-Weapons-Training-Center» (NTFWTC) entstehen soll – in der Türkei oder in Goose Bay/Labrador.

Mit der Türkei gibt es offenbar Verhandlungsprobleme: Für die Bereitstellung eines Tiefstfluggebiets in der Nähe der anatolischen Stadt Konya – wofür 50000 Menschen aus 28 Dörfern zwangsumgesiedelt werden müßten – will die türkische Regierung mehr Geld haben als die NATO anbietet. Die Kanadier setzen alles daran, daß Goose Bay den NATO-Zuschlag erhält. Henry F. Shouse, Bürgermeister von Happy Valley («Glückliches Tal») in der Gänsebucht, reiste auf Kosten nicht bekannter Geldgeber zu einer Public-Relation-Tournee in die Bundesrepublik, verweilte unerkannt auf dem Bundestreffen der Tieffluggegner und pries anschließend die Vorzüge des Standorts Goose Bay für das geplante NATO-Tiefflugzentrum. Natürlich kamen die Innu-Ureinwohner nicht vor, ebensowenig wie in den bundesdeutschen Militärgazetten, die sich gar nicht einkriegen können über die «Menschenleere» in Labrador.

Bis Ende 1989 soll eine NATO-Arbeitsgruppe den Ministern einen Entscheidungsentwurf vorlegen. Während die Bundesluftwaffe mehr oder weniger offen für die Einrichtung des NTFWTC in Konya/Türkei plädiert (Luftwaffen-Inspekteur Jungkurth: «Eindeutig für Konya»), schieben die anderen NATO-Staaten die Entscheidung vor sich hin. Ob Konya oder Goose Bay: dort sind dann 6500 Tiefflugstunden der Bundesluftwaffe im Jahr geplant, was jedoch «keine zusätzliche Verlagerung des gesamten Flugstundenpaketes» bedeute, sondern «die Umschichtung mit anderen Auslandsvorhaben».

Einen positiven Effekt des NTFWTC verspricht sich die Bundesregierung davon, daß die NATO-Alliierten einen Teil ihrer Tiefflüge aus der BRD abziehen könnten. Ganz anders sieht das allerdings General William Kirk, Oberbefehlshaber aller amerikanischen Luftstreitkräfte in Europa und NATO-Befehlshaber der Luftstreitkräfte in Europa-Mitte. Gegenüber der *FAZ* erklärte er im Januar dieses Jahres, das geplante Trainingszentrum habe nichts mit einer Entlastung bei Tiefflügen zu tun. In einem solchen Trainingsgebiet solle nach dem Vorbild des amerikanischen Red Flag Training eine realistische Luftkampfsimulation geboten werden, unter Berücksichtigung der simulierten gegenerischen Abwehr, der Raketen und Jagdflieger sowie der elektronischen Kampfführung. Das habe mit Tiefflugübungen nichts zu tun. Die Deutschen, Briten und Holländer trainieren jetzt schon in Goose Bay, und nur dort, den extremen Tiefflug in nur 30 Meter Höhe. Wenn Goose Bay aber NATO-Trainings-Zentrum wird, kann dort nicht noch mehr Tiefflug geübt werden. Diese Übungsmöglichkeiten werden dann eher reduziert.

(*FAZ*, 16. 1. 1980)

Tiefflugbestimmungen in benachbarten NATO-Staaten

Belgien

Allgemeine Mindesthöhe: 150 m, in bestimmten Gebieten 600 m. Geschwindigkeitsbeschränkung 835 km/h, bei Zielanflug-Übungen 1000 km/h. Über den Ardennen ist ein einziges Tieffluggebiet mit einer Mindestflughöhe von 75 m eingerichtet. Dort gilt in den Monaten Juli und August eine Sommerpause. Das tiefflug-freie Wochenende beginnt freitags um 11.30 Uhr. Für alliierte Nachbarn gelten Einflugbeschränkungen.

Niederlande

Nur auf zwei ausgewiesenen Strecken (entlang der bundesdeutschen Grenze und über Midden Zeeland) sind Tiefflüge 75 m erlaubt; generelle Mindestflughöhe 300 m. Geschwindigkeitsbegrenzung 555 km/h bzw. 835 km/h, «falls Fahrzeugcharakteristik es erfordert».

Frankreich

Mindesthöhe 150 m. Höchstgeschwindigkeit 630 km/h. Überflugverbote für Stadtgebiete mit mehr als 5000 Einwohnern sowie «für Gebiete mit großen Ansammlungen von Menschen und Tieren (z. B. Ski-Erholungsgebiete, Badeorte usw.)». Die Planung von Tiefflügen ist so anzulegen, daß «die Lärmbelastung der Bevölkerung gering gehalten» wird.

Drastische Einflugbeschränkungen für NATO-Nachbarn: je nach Region zwischen einem und 17 Einsätzen pro Tag.

Dänemark

Mindestflughöhe 600 m. Ausnahmen mit jeweils zu erteilender Sondergenehmigung.

Wer regiert den Luftraum?

Der Luftraum über der Bundesrepublik ist in vier «Fluginformationsgebiete» eingeteilt (Bremen, Düsseldorf, Frankfurt a. M. und München). Diese teilen sich wiederum in verschiedene zivile oder rein militärische Sektoren. Kontrolliert werden diese Räume bis zu einer Höhe von ca. 8000 m (24500 Fuß). Man unterscheidet zwischen Sichtflug und Instrumentenflug. Sichtflug darf in der Bundesrepublik bis 3000 m (9500 Fuß) Höhe durchgeführt werden. Tiefflug ist reiner Sichtflug.

Früher konnten die Militärs noch den gesamten kontrollierten Luftraum per Sichtflug durchqueren. Dieses wurde aber geändert, als ein Militärflugzeug 1975 beinahe mit einem Jumbo über der Stadt Würzburg zusammengestoßen wäre.

Während im Fluginformationsraum München allein die zivilen Fluglotsen das Sagen haben, sind die anderen drei Gebiete in zivile und militärische Zuständigkeitsbereiche unterteilt.

Eigentlich gilt im Luftraum das internationale Prinzip «unity of Control»: Für jeden Abschnitt im Luftraum ist nur ein Fluglotse zuständig. Ein anderer Grundsatz lautet «first come, first serve»: Der erste, der in einen Luftraum einfliegt, wird auch zuerst vom Fluglotsen bedient. Beide Prinzipien sind den Militärs ein Dorn im Auge; sie wollen ihre eigenen militärischen Fluglotsen, und sie wollen bevorzugt bedient werden. Deshalb versuchte die Luftwaffe in der Vergangenheit immer wieder, in die zivilen Bereiche einzudringen und somit nicht nur ihre militärischen Sektoren zu kontrollieren.

1981 legte die Bundesregierung einen entsprechenden Gesetzentwurf über die Errichtung eines zivil-militärischen Bundesamts für Flugsicherung vor. Das Ziel einer «gleichberechtigten, überregionalen Mitarbeit» konnte aber so nicht erreicht werden. Es blieb bei dem Entwurf. Im Herbst 1983 trafen sich Referatsleiter der Minister für Verkehr und für Verteidigung in Sobernheim auf dem Fliegerhorst Pferdsfeld. Dort wurde das «Sobernheimer Modell» erdacht und später versuchsweise in Düsseldorf und Bremen eingeführt. In diesem Konzept wurden die beiden oben genannten Grundsätze aufgehoben: zivile und militärische Fluglotsen waren von nun an in einem Abschnitt zuständig, zivile Flugzeuge sollten grundsätzlich den militärischen ausweichen. Die militärischen Fluglotsen in Bremen bekamen eine Anweisung, in der die Priorität für Düsenjäger vor allen zivilen Flugzeugen festgelegt wurde.

«In der Luft geht es jetzt etwa so zu, wie wenn auf der Straße für Panzer versuchsweise der Linksverkehr eingeführt wurde», zitierte die *tageszeitung* einen Fluglotsen zu diesem Feldversuch. In Simulatoren knallten die Flugzeuge sogar reihenweise gegeneinander. In der Tat nahm die Zahl der gefährlichen Flugbegegnungen enorm zu. In einer Anhörung vor dem Verkehrsausschuß des Deutschen Bundestages am 15.5.1984 lehnte denn auch die Mehrheit der 21 Sachverständigen dieses Modell ab.

Der Verband Deutscher Flugleiter (VDF) wandte sich Ende 1986 gegen die «zunehmende Militarisierung» des Luftraumes. Mit dem Sobernheimer Modell werde in bestimmten Luftbereichen und -höhen den Militärs die Kontrolle über 85 Prozent des Luftraumes zugestanden, obwohl sie selbst nur einen Anteil von 15 Prozent am kontrollierten Flugverkehr haben. «Im Klartext», so der *Spiegel*: «Der Himmel über der Bundesrepublik gehört künftig erst mal der Bundeswehr.» Gemäß Grundgesetz dürfen militärische Fluglotsen den zivilen Luftverkehr jedoch nicht direkt koordinieren und kontrollieren. Deshalb kündigten die GRÜNEN eine Verfassungsklage an, sollte es zur Durchführung dieses Modells kommen.

Am 11.5.1987 gab es eine neue Dienstanweisung vom «Amt für Flugsicherung der Bundeswehr»: Die Militärs sollen ihre Flüge unter 10000 Fuß selbst leiten. Wiederum versuchte die Bundeswehr, sich die militärische Luftaufsicht anzueignen. Die Anweisung verstößt gegen die internationalen Grundprinzipien der Luftfahrtkontrolle. Aber was der militärischen Sicherheit dient, ist politisch ein Tabu.

Mit dem Absturz in Remscheid kamen die Flugsicherheit und das militärische Flugverhalten neu in die Diskussion. Fluglotsen legten gegenüber dem *Spiegel* offen, wie der Absturz vor sich ging, weil sie es «leid sind, die teilweise haarsträubenden Auffassungen von Flugsicherheit auf seiten der Luftverteidigung und der fliegenden Verbände mit anzusehen». Die Todesflieger starteten 20 Minuten vor der Startfreigabe und flogen statt des angemeldeten Instrumentenflugs vollkommen unkontrolliert per Sichtflug, obwohl der für diesen Tag wegen des schlechten Wetters bereits verboten war. Erst als die Piloten den Sichtflug notgedrungen abbrechen mußten, erfuhren die zivilen Flugkontrolleure durch ihre militärischen Kollegen von dem Flug

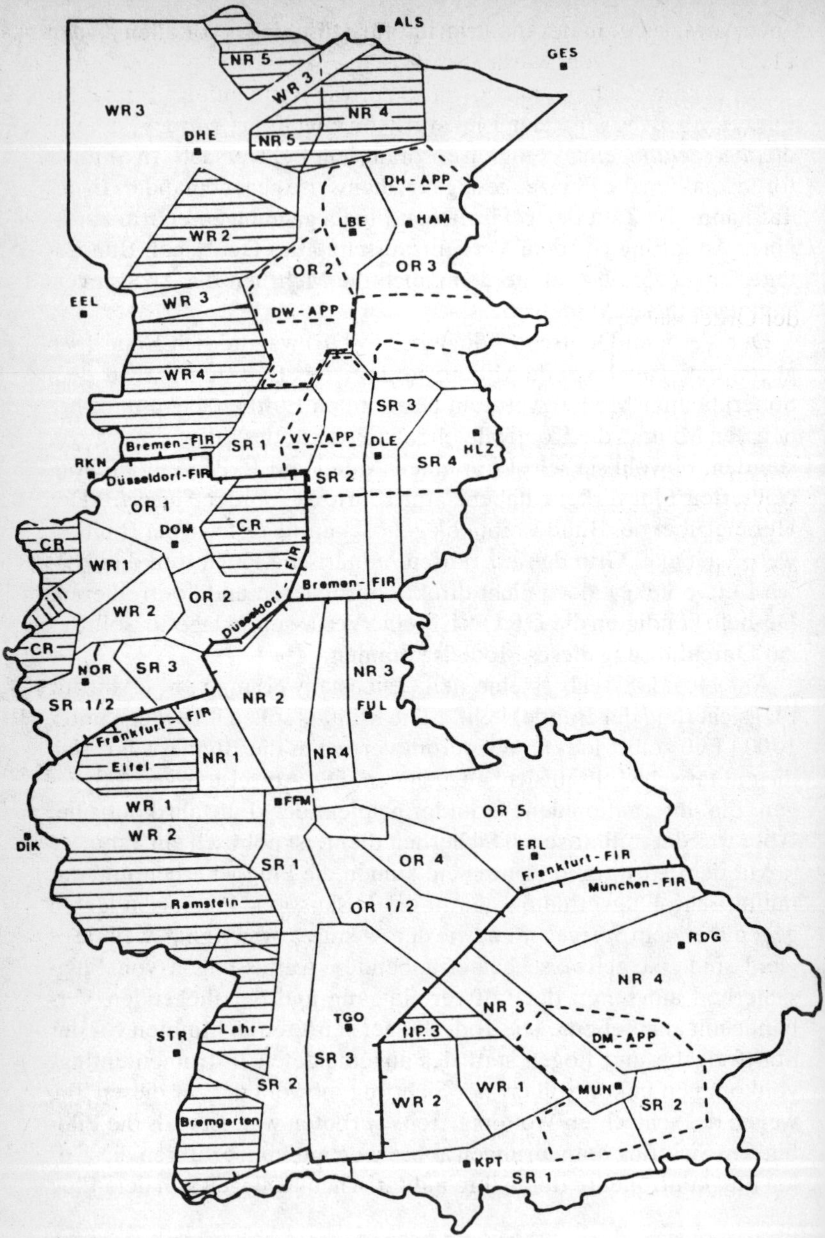
ALS
GES
NR 5
WR 3
WR 3
NR 4
NR 5
DHE
DH - APP
LBE
HAM
WR 2
OR 2
OR 3
EEL
WR 3
DW - APP
WR 4
SR 3
Bremen - FIR
SR 1
VV - APP
DLE
HLZ
SR 4
RKN
Düsseldorf - FIR
SR 2
OR 1
CR
CR
DOM
WR 1
Düsseldorf - FIR
Bremen - FIR
OR 2
WR 2
CR
NOR
SR 3
NR 3
SR 1/2
NR 2
FUL
Frankfurt - FIR
Eifel
NR 1
NR4
WR 1
FFM
OR 5
WR 2
DIK
ERL
SR 1
OR 4
Frankfurt - FIR
München - FIR
Ramstein
OR 1/2
RDG
NR 4
NR 3
TGO
NR 3
DM - APP
STR
Lahr
SR 3
WR 1
SR 2
WR 2
MUN
SR 2
Bremgarten
KPT
SR 1

und erteilten umgehend eine Genehmigung für den angeforderten Instrumentenflug. Dabei ging wertvolle Zeit verloren. Denn die Militär-Piloten dürfen sich nicht an die Zivilkontrolleure wenden. Wo ein Gespräch genügen müßte, gab es drei: «Pilot an Militär; Militär an Zivil; Militär an Pilot».

Die zivilen Fluglotsen berichteten auch darüber, daß einen Tag vorher eine andere A-10-Staffel, ebenfalls aus Nörvenich, große Schwierigkeiten machte. «Gaben die zivilen Fluglotsen die Anweisung, nach rechts zu drehen, rollten die Piloten ihre Maschinen nach links ab, bei der Order ‹steigen› ließen sie die Maschinen sacken.»

Die meisten Zivil-Piloten wissen über ähnlich schlechte Erfahrungen mit ihren militärischen Kollegen zu berichten. Ungewollte Beinah-Zusammenstöße, aber sogar «Spielereien» z. B. mit Segelfliegern sind bekannt geworden. In letzter Zeit gibt es derartige Informationen verstärkt auch aus höheren Lufträumen, in denen ebenfalls Manöver wie z. B. Luftkampfübungen durchgeführt werden.

Für die zivile Luftsicherheit ist die Fliegerei des Militärs ein ständiges Risiko.

Die Karte zeigt die vier Fluginformationsgebiete (Bremen, Düsseldorf, Frankfurt a. M. und München) und die verschiedenen Sektoren.

Militärische Zuständigkeitsbereiche:
- Bremen Radar: NR 5, NR 4
  WR 2, WR 4
- Clutch Radar: CR
- Eifel Control: Eifel
- Ramstein Approach: Ramstein
- Lahr Approach: Lahr
- Bremgarten Approach: Bremgarten

Überwiegend von mil. Luftverkehr genutzter Luftraum: WR 1, WR 2 westlich München
Die Ausmaße der zivilen Zuständigkeitsbereiche sind vom vorherrschenden Verkehrsablauf abhängig. Viele Zuständigkeitsbereiche sind an Flugverkehrsstrecken ausgerichtet und weisen deshalb eine kanalartige Form auf. Diese steht in den meisten Fällen dem natürlichen Verkehrsverlauf militärischer Einsatzflüge entgegen, mit der Folge von Einordnungsproblemen militärischer Flüge in den zivilen Verkehrsablauf.
Oberhalb der dargestellten Fluginformationsgebiete (FIR) wird der militärische Einsatzluftverkehr überwiegend von den militärischen FS-Sektoren Lippe- und Rhein-Radar betreut.

Quelle: TRUPPENPRAXIS 6/1988

Verstöße und sogenannte Kontrollen

Immer wieder berichten Bürgerinitiativen davon, daß Kampfflugzeuge zu tief fliegen oder sich nicht an die vorgeschriebenen Pausenzeiten halten. Beschwerden und Anzeigen hatten aber bisher keinen Erfolg, denn die Militärbürokratie verlangt, daß der Anzeigensteller den Übeltäter exakt identifiziert. Wie das möglich sein soll, bleibt ihr Geheimnis. Außerdem, so das Militär, kommen Verstöße gegen die Vorschriften so gut wie überhaupt nicht vor. Denn davor schützten uns die «Himmelswächter». Hören wir, was es damit auf sich hat:

«Die ‹Himmelswächter›: Ständig sind drei von vier ‹Skyguards› der Luftwaffe irgendwo in der Bundesrepublik auf der Suche nach militärischen Tiefflug-‹Sündern›. Den Geräten und ihren Bedienern entgeht nichts. Auch nicht, daß mit knapp einem Prozent nur ein verschwindend geringer Teil der fliegenden Kampfbesatzungen sich nicht an die Regeln hält. Eine Tatsache, die den Tieffluggegnern, die die fliegenden Kampfbesatzungen gern verbal als ‹Luftrowdies› anprangern, gar nicht schmeckt.» (*bundeswehr aktuell*, 8.12.88)

Verwunderlich ist die Übelkeit bei diesem Gericht nicht: bei Sky-Guard handelt es sich um die größte Mogel-Packung der Militärs in den letzten Jahren. Aber der Reihe nach.

Anfang der achtziger Jahre, die zunehmenden Proteste gegen den Tieffluglärm wurden auch in Bonn registriert, kamen sozialdemokratische Abgeordnete auf die kühne Idee, die Einhaltung der Tiefflugbestimmungen zu überwachen. Den Piloten sollte dadurch signalisiert werden, daß sie sich an die vorgegebenen Höhen zu halten haben. Der Bevölkerung sollte demonstriert werden, daß man ihre Anliegen in Bonn ernst nimmt.

Das passende Instrument war bald ausgeguckt: der Schweizer Rüstungskonzern Bührle – bekannt geworden durch die «ausgewogene» Belieferung beider Kriegsparteien im Biafra-Völkermord – bot über seine «Tochter» Contraves ein Tiefflieger-Leitsystem an: Sky Guard («Himmelswächter»). Die ursprüngliche Version sollte, grenznah stationiert, angreifende eigene Kampfflugzeuge auf dem Radarstrahl ins Feindesland lotsen. Außerdem erkennt Sky Guard im Umkreis von etwa 20 km einfliegende gegnerische Kampfflugzeuge – also ein ideales Tiefflug-Erkennungssystem ... Die Militärexperten waren begeistert, sogar die GRÜNEN ließen im Bundestagshaushaltsausschuß per Enthaltung die Anschaffung von zunächst zwei Sky Guards passieren.

Inzwischen besitzt die Bundesluftwaffe vier dieser mobilen Radargeräte – Stückpreis: 10 Millionen DM –, von denen jeweils drei in den Tieffluggebieten der BRD unterwegs sind. «Sie reisen in der gesamten Republik herum und stehen jeweils eine Woche an solchen Plätzen, wo die Proteste besonders laut sind» (BMVg). Jeder Einsatz ist unterteilt in den «Geheimauftrag» (es soll ja kein Pilot wissen, wo sich die Himmelswächter gerade befinden) und in ein paar Tage Öffentlichkeitsarbeit mit Publikumsbesuch. Die Aufgabe: in den Sichtbereich einfliegende Jets zu erfassen, ihre Höhe festzustellen und sie mit zwei Kameras (650 mm bzw. 4200 mm Brennweite) zu fotografieren. Lärmmessungen können die Sky Guards nicht vornehmen.

Was haben die Wächter bislang beobachtet? In 150 Einsätzen wurden in einem Zeitraum von fünf Jahren «etwa 15000 Flugzeuge erfaßt». Die Hardthöhe erwartet eine «deutliche Steigerung der Einsatzrate», wenn neues Personal ausgebildet ist. Nicht ohne Grund tauchen diese Angaben in keiner Pressemitteilung der Hardthöhe auf: Nach fünf Jahren Sky Guard sind gerade mal, nach offiziellen Angaben, etwa drei Prozent aller Tiefflüge über der BRD erfaßt worden. Von diesen drei Prozent der (von Sky Guard erfaßten) Tiefflüge sind nach Regierungssprachregelung nur bei einem Prozent Verfehlungen gegen die Tiefflug-Mindesthöhen festgestellt worden; nach Adam Riese wären das bei 15000 erfaßten Flügen 150 Übeltäter. Rechnet man hoch auf die tatsächliche Zahl der Tiefflüge, so sind in den letzten fünf Jahren immerhin 5000 Verstöße gegen geltende Tiefflugbestimmungen erfolgt.

Nun werden die Sky Guard-Systeme allerdings von Offizieren der Bundesluftwaffe bedient, die Militärs kontrollieren sich also selbst. Und die Gerüchte wollen nicht verstummen, daß anfliegende Kampfpiloten sehr wohl feststellen können, ob sie sich in der Nähe eines Sky-Guard-Gerätes befinden, sich also dementsprechend verhalten können. Heimatzeitungen in den Areas berichten häufig, daß während eines Sky Guard-Einsatzes weniger Tiefflüge stattfinden als sonst. Kumpanei unter der ehrenwerten Gesellschaft der Militärs?

Die wahre Anzahl der Verstöße dürfte jedenfalls um einiges höher liegen, als in unserem Rechenbeispiel angenommen. Das 40-Millionen-Projekt Sky Guard, das in der Öffentlichkeit als effektive Radarfalle für Verkehrssünder präsentiert wird, gerät zur schlichten Augenwischerei.

Bei den Sky-Guard-Besatzungen sieht man's locker: «Die Überwachungsgeräte sind... dazu da, auf die stetig anwachsende Flut von Beschwerden gegen den Lärm der Tiefflieger zu reagieren.» Wenn der mobile Späher auftaucht, ist ohnehin nicht immer gutes, d.h. Tiefflugwetter garantiert. «Wegen des Nebels haben wir weniger als fünf Kilometer Sicht», bemerkt das anfangs erwähnte Hausorgan der Hardthöhe, *bundeswehr aktuell*: «Da fliegt ohnehin kein Mensch im Tiefflug.» Die Sky-Guard-Besatzung kann 100 Prozent verbuchen: Niemand hat gegen die Tiefflugbestimmungen verstoßen.

Nicht nur Verstöße von Jetpiloten geben Anlaß zu Beschwerden. Auch die Piloten von Hubschraubern setzen sich immer wieder über die Luftverkehrsgesetze hinweg und gefährden die Bevölkerung. So wird in einem Protestschreiben von Pfadfindern an den Magistrat von Karben berichtet, daß mehrere Hubschrauber bei Dunkelheit ohne Licht nur knapp über dem Boden geflogen seien. Erst im letzten Moment, wenige Meter von Personen entfernt, hätten die Piloten die Maschinen hochgezogen. In Bonames beschäftigen die «nervtötenden, stundenlangen Platzrundflüge» um den amerikanischen Hubschrauberlandeplatz immer wieder den Ortsbeirat. Hubschrauber, die in «nur 15 m Höhe auf die Häuser zugetobt kommen», und Piloten, die permanent von den vorgeschriebenen Flugrouten abweichen, erregen die Anwohner.

Bei den Behörden häufen sich mittlerweile die Anzeigen von Tieffluggegnern gegen Hubschrauberpiloten. Im Fall des bereits erwähnten Piloten, der sich anmaßte, einen Drachen loszubinden (vgl. S. 24), wurde den Behörden neben der Unterschreitung der Mindesthöhe auch die unerlaubte Außenlandung gemeldet. Der Besitzer des Drachens erstattete zusätzlich eine Anzeige wegen versuchten Diebstahls und Hausfriedensbruchs, denn die Koppel gilt als «umfriedete Einzäunung». Mit großem Interesse beobachten die Tiefflug-Gegner den weiteren Verlauf des Verfahrens. Sie haben den Verdacht, daß die meisten Hubschrauber-Tiefflüge nicht mit geltendem Recht zu vereinbaren sind. Durch Anzeigen sollen die Behörden zur Prüfung der Rechtslage gezwungen werden. Dabei kamen bereits interessante Details ans Tageslicht. Die zivilen Luftfahrtbehörden, Bezirksregierungen oder Regierungspräsidien, erklärten sich für «nicht zuständig». Das Verteidigungsministerium beanspruchte für sich rechtliche Kompetenzen, die es eigentlich nicht haben dürfte, und riß die Anzeigen an sich. Auch bei der Untersuchung von Verstößen also kontrolliert das Militär sich selbst.

Daraus wird auch erklärlich, daß nur wenige Verstöße verfolgt oder gar geahndet werden. Meist ist der Pilot nicht zu identifizieren, oder es werden nicht überprüfbare Notfälle angeführt, die die Verstöße rechtfertigen sollen. Hierdurch entstand in der Vergangenheit ein rechtsfreier Raum, in dem sich besonders die Hubschrauberpiloten erdnah austoben – mit stillschweigender Duldung der zivilen Luftaufsichtsbehörden, die in vorauseilendem Gehorsam ihre Kontrollfunktionen abgaben.

Ein Beispiel zur «Bestrafungs»-Praxis des Militärs: Als zwei Hubschrauberpiloten der US-Streitkräfte in der Nähe der Autobahn Würzburg–Nürnberg ein Schnellimbißrestaurant sichteten, landeten sie kurzerhand, um sich ein paar Hamburger zu kaufen. Wegen unerlaubter Benutzung von Militärfahrzeugen wurden sie von den US-Behörden zu einer Geldstrafe von etwa 1400,– DM verurteilt. Die ungenehmigte «Außenlandung» wurde selbst in diesem Fall nicht bestraft.

Verstöße gegen die Luftverkehrsgesetze werden bis heute höchstens «disziplinarisch», also militärintern geahndet. Es ist bisher kein Fall bekannt geworden, in dem ein «Ordnungswidrigkeitsverfahren» eingeleitet und auch durchgeführt wurde. Die vom Gesetzgeber vorgesehenen rechtlichen Instanzen versagen auf sämtlichen Ebenen, die Rechte der vom Lärm betroffenen Bevölkerung werden zur bloßen Makulatur. Nur immer wieder neue Beschwerden, Anzeigen, Proteste werden daran etwas ändern können.

Erste Erfolge gibt es bereits: Gegen den Widerstand der Bezirks- und Landesregierung in Rheinland-Pfalz gelang es den Tiefflug-Gegnern nachzuweisen, daß die Luftaufsicht für die militärischen Flüge bei zivilen Behörden zu liegen hat und nicht beim Verteidigungsminister. Nach monatelanger «Besinnungspause» stimmt das Verkehrsministerium der Rechtsauffassung der Tiefflug-Gegner «in vollem Umfang» zu. Der neue Sachverhalt dürfte den Militärs einiges Kopfzerbrechen bereiten, denn damit werden sie, falls die zivilen Behörden nicht wieder versagen, kontrollier- und angreifbar.

Wozu sind Kampfflugzeuge da?

Die Strategie der NATO

Die Bundesrepublik ist das einzige Land, das in den Strategien der NATO als «Kampfzone» und als «Hauptoperationsgebiet» ausgewiesen wurde. Nach Auskunft des Weißbuches der Bundeswehr von 1985 «ist die Bundesrepublik wichtigstes Stationierungs- und Übungsland des Bündnisses. In keinem anderen Land der NATO sind sechs Bündnispartner mit bedeutenden Anteilen ihrer Land- und Luftstreitkräfte präsent. Dafür erbringt die Bundesrepublik Deutschland erhebliche zusätzliche Leistungen.»

Offiziell basiert die Struktur, Ausbildung, Bewaffnung, Ausrüstung und Einsatzdoktrin der NATO-Streitkräfte auch in der Bundesrepublik bis heute auf der Strategie der «Flexible Response». Bis Anfang der achtziger Jahre wurde der Auftrag der Luftwaffe innerhalb dieser Strategie mit allgemeinen Sätzen wie «defensiver und offensiver Kampf», «Abriegelung und Bekämpfung feindlicher Luftstreitkräfte», «Aufklärung des Gefechtsfeldes», «Kampf gegen feindliche Landstreitkräfte» etc. angegeben.

Mit Beginn der achtziger Jahre änderten die USA jedoch ihre «Verteidigungs»-Strategie. «Air-Land-Battle» (die Luft-Land-Schlacht) heißt das neue Konzept. Diese Verflechtung von Land- und Luftkriegsführung stellt einen offiziellen Schwenk der US-Armee hin zur offensiven Kriegsführung dar. Konkretisiert wurde die neue Strategie u. a. durch das «Field-Manual 100-5» (FM 100-5). Diese Felddienstvorschrift, das sogenannte «How to fight Manual», führte offiziell den «Angriff als Verteidigung» als Grundlage der amerikanischen Strategie ein.

«Angriff in die Tiefe» ist das neue Zauberwort der Militärs. Offensive Aktionen sind dabei nicht mehr auf den Grenz- oder Frontabschnitt beschränkt. Das Schlachtfeld ist «erweitert und integriert». Taktische Atomwaffen werden gewöhnliche Bestandteile der Kriegsführung und sind, wie auch die chemischen Waffen, keine politischen Waffen mehr. Im FM 100-5 heißt es dazu:

«Die Offensive ist die entscheidende Form der Kriegsführung; sie ist das einzige Mittel, das dem Kommandeur zur Verfügung steht, ein positives Ziel zu erreichen und die Streitkräfte des Feindes restlos zu zerstören ... Die AIR-LAND-BATTLE Doktrin basiert darauf, die Initiative an sich zu reißen, sie zu bewahren und dann aggressiv voranzutreiben, um den Feind zu besiegen – ... In der Offensive isoliert, immobilisiert und schwächt die tiefe Kriegsführung den Verteidiger im Hinterland. Wenn dann der Angriff weitergetrieben wird, behält er seine Dynamik und verhindert die Reorganisation des Feindes ... Nuklearwaffen sind ... für diese tiefen Schläge ... wegen ihrer Stärke, und da dann die Besorgnis über die Sicherheit der eigenen Truppen verringert ist, besonders effektiv.»

Mit dem sogenannten «Rogers-Plan wurde» diese «Philosophie» auch in die NATO eingeführt. General Bernhard W. Rogers war seit dem 1. Juli 1979 Oberbefehlshaber der NATO und gleichzeitig auch der US-Streitkräfte. So mußte er sowohl nach der FM 100-5 «führen» als auch der Flexible Response der NATO Rechnung tragen. Es gelang ihm, im Sinne der USA beides zu verbinden. Der Rogers-Plan heißt in der NATO offiziell FOFA (Follow on Forces Attack), zu deutsch: Angriff auf die nachfolgenden Kräfte. Die NATO-Manöver in der Bundesrepublik haben die Air-Land-Battle-Doktrin und das FOFA-Konzept als Übungsgrundlage.

1982 veröffentlichte die CDU/CSU-Fraktion im Deutschen Bundestag die sog. Wörner/Würzbach-Studie. Darin heißt es u. a.: «Die gegenwärtig wohl größte Chance für die Verbesserung der konventionellen Verteidigungsfähigkeit der NATO liegt daher in der Erweiterung des strategischen Ansatzes um die Option, den Gegner auch dort zu treffen, von wo aus sein Angriff gestartet, genährt und unterstützt wird.» Auch hier ist also das Augenmerk auf den «Angriff in die Tiefe des gegnerischen Raumes» gerichtet. Damals war die CDU/CSU allerdings noch Oppositionspartei – heute ist sie an der Regierung.

Die wesentlichen Punkte des aktuellen Kriegsführungskonzepts der NATO sind:

1. Das Ausdehnen des Gefechtsfeldes in die Tiefe des gegnerischen Raumes.
2. Die Vernichtung der feindlichen Luftstreitkräfte am Boden
3. Das Verhindern des Aufschließens der 2. und 3. Staffel der gegnerischen Angriffsverbände.

Kampfflugzeuge und der Angriff in die Tiefe

Das wichtigste Instrument für den Angriff in die Tiefe ist in diesem Konzept die Luftwaffe. Damit der Leser nachvollziehen kann, was in den Köpfen der Militärs vorgeht, wollen wir uns den einzelnen Punkten intensiver widmen und dabei vor allem die Aufgaben der Luftwaffe erläutern.

1. Das Ausdehnen des Gefechtsfeldes in die Tiefe des gegnerischen Raumes

Durch die Androhung des Einsatzes nuklearer Waffen zwingt man den Gegner dazu, seine Verbände in die Tiefe zu staffeln, und verhindert somit eine frontnahe Massierung der Truppen. Deshalb befinden sich nur etwa zwölf Prozent der sowjetischen Streitkräfte vorn, in der 1. Staffel. Mehr als 80 Prozent der Kampfkraft sind bis 500 km dahinter aufgestellt. Dies ist, aus militärischer Sicht, die größte Schwäche. Die Zeiten auf dem Marsch nach vorne sind lang, die Zahl der Straßen ist begrenzt, die Führung ist schwierig und die Führungssysteme sind verwundbar. Die Verbände bilden während des Marsches und in den Bereitstellungsräumen geeignete Ziele. Die Aufgabe der NATO-Luftaufklärung ist es in diesem Zusammenhang, die Bewegung der gegnerischen Truppen auf dem Gefechtsfeld und in der Tiefe ständig zu überwachen.

2. Die Vernichtung der feindl. Luftstreitkräfte am Boden

Die Hauptbasen der gegnerischen Luftstreitkräfte werden, so die militärische Planung, mit unbemannten Flugkörpern angegriffen, da es sich um schwerverteidigte Ziele handelt. Ein Angriff mit Flugzeugen wäre zu verlustreich. Das war einer der Gründe für die Stationierung der «Cruise-Missiles» und der «Pershing 2».

Durch den Wegfall dieser bodengestützten Mittelstreckenwaffen hat sich die Aufgabenverteilung bei der Zerstörung der feindlichen Einsatzbasen innerhalb der NATO-Streitkräfte verändert. Zur Bekämpfung der gegnerischen Flugplätze wurden besondere Waffen entwickelt, die u. a. von den Tieffliegern transportiert werden sollen. Man nennt sie «Abstands-Waffen», da sie weit vor dem eigentlichen Ziel vom Flugzeug abgetrennt werden, um sich dann selbständig durch einen eigenen Düsenantrieb und begrenzt steuerbar auf das feindliche Objekt zu stürzen. Das hat den Vorteil, daß sich die bemannten Flugzeuge in sicherer Entfernung von der Bombardierung aufhalten können. Zusätzlich gibt es noch die Neuerung der «Submunition»: Die Bombe beinhaltet Hunderte von kleineren Sprengkörpern, die über dem Ziel breitflächig ausgestreut werden. Als Spezial-Submunition gegen Flugplätze wurden inzwischen entwickelt:

1. MUSPA (MUlti-Splitter Passiv und Aktiv). Sie enthält einen Sensor, der auf rollende und startende Flugzeuge anspricht und die Wirkladung auslöst.
2. STABO (STArtbahn-BOmbe). Sie besitzt einen Tandemsgefechtskopf; die erste Ladung sprengt ein Loch in die Startbahn, und durch dieses Loch wird die im hinteren Bereich der STABO befindliche Nachschußladung geschossen. Sie detoniert mit Verzögerung unter der Startbahn und erzeugt so einen Krater.
3. ASW (Anti-Shelter-Waffe). Sie ist gedacht zur Vernichtung von Flugzeugen in Schutzbauten und wird von einem eigenen Raketenmotor angetrieben. Seine Schubkraft ermöglicht die Durchdringung der Shelterabdeckung.

Derzeit gibt es bereits die MW-1 (Mehrzweckwaffe 1), die speziell für den Tornado entwickelt wurde. Sie erlaubt den Transport von mehr als 3000 kg Munitionsgewicht. Darin können z. B. 200 STABO oder ASW oder 668 MUSPA mitgeführt werden. Eine «optimale» Wirkung erhält man durch ein entsprechendes «Munitionsmix». (So steht es wörtlich in der Fachzeitschrift *Wehrtechnik*.) Aus einer Flughöhe von etwa 30 m kann mit der Submunition eine Streufläche von etwa 300 × 300 m belegt werden.

«Nach Meinung von Fachleuten» – so ein begeisterter Kommentator in der *Wehrtechnik* – «kann die Tornado mit MW-1 dank des hohen Durchsetzungsvermögens den größten Teil der den Westen direkt bedrohenden Flugplätze des Warschauer Paktes erreichen und bekämpfen. Die hohe Wirkung im Ziel wird durch präzise Navigation, präzise automatische Waffenablieferung aus dem Tiefflug, die große Zuladefähigkeit und die hohe Waffeneffektivität erreicht.» (WT 2/83)

Wenn die Einsatzbasen zerstört sind, können zurückkehrende feindliche Flugzeuge dort nicht mehr landen. Sie müssen auf Ausweichplätze. Die aber sind nicht so stark geschützt und können von Kampfflugzeugen wie F-111 und Tornado mit Flächenwaffen direkt angegriffen werden. Ausgekundschaftet werden die Ausweichplätze und andere «bewegliche Ziele» von fliegenden Aufklärungssystemen, den sogenannten AWACS. Sie leiten auch die Tiefflieger-Einsätze von oben, von wo aus sie einen besseren Überblick haben.

Da beide Seiten die größte Angst vor einem massiven Luftangriff haben, wird der Angriff auf die gegnerischen Luftstreitkräfte als vorrangiges Ziel angesehen. «Der Durchbruch im Kampf um die Luftüberlegenheit muß durch Initiative und ständige Offensive erreicht werden. Diese Forderung steht am Anfang der Luftkriegslehre; sie ist ebenso der Kern des amerikanischen ‹Counter Air 90› von 1982.» (E. Eimler, Inspekteur der deutschen Luftwaffe, WT 9/84) In der «Wörner-Studie» heißt es dazu: «Die Bekämpfung der gegnerischen Luftwaffe kann nicht durch Luftverteidigungskräfte allein erfolgen. Sie setzt den Angriff auf die gegnerischen Luftbasen voraus.»

3. Das Verhindern des Aufschließens der 2. und 3. Staffel der gegnerischen Angriffsverbände

Wie bereits erläutert, gehen die Militärs davon aus, daß die Warschauer-Pakt-Staaten in mehreren Staffeln angreifen werden. Damit man sich erfolgreich der 1. Staffel erwehren kann, müssen der Nachschub und das Aufrücken der folgenden Staffeln verhindert werden. Das soll an den «Engpässen» geschehen, an Brücken, Verladebahnhöfen, Autobahnen usw. Insgesamt geht man von 191 solcher «Engpässe» aus. Ausgekundschaftet werden die Truppenbewegungen von den AWACS-Flugzeugen und von unbemannten Kleinflugkörpern, den Drohnen. Die eigentlichen Zerstörungseinsätze werden dann von den Tieffliegern durchgeführt. Auch hierzu gilt der Tornado mit der MW-1 als eines der wichtigsten Waffensysteme. Die entsprechenden Submunitionen sind:

1. KB-44, ein Sprengkörper gegen Panzer und Fahrzeuge.
2. MUSA (MUlti-Splitter-Aktiv). Der Sprengkörper schwebt an einem Fallschirm und zerstört beim Aufprall Gebäude und Treibstofftanks.
3. MIFF, eine «Lauermine» gegen Panzer und andere Fahrzeuge. Sie explodiert, wenn sie überrollt wird. Dazu gibt es bereits neue Entwicklungen. Die Perversion geht inzwischen schon so weit, daß Waffen entwickelt werden, die sich auf die «Opfer» zubewegen. Die Panzerfernmine LASSO liegt gefaltet in Lauerstellung, erkennt ein Panzerziel akustisch, richtet sich auf und schwenkt den Gefechtskopf zum Ziel, das akustisch verfolgt wird. Die Entfernung zum Ziel wird optisch vermessen. Ist das Opfer in Reichweite, wird auf die günstigste Schußposition geschwenkt und geschossen.

An dieser Stelle ist es notwendig darauf hinzuweisen, daß die vorhergenannten Aufgaben die sind, die von einigen Militärs offen zugegeben werden und in der «Fachliteratur» nachzulesen sind. Sie sind meist «konventioneller» Natur. Zusätzlich sind Tieflieger nach dem Einsatz-Konzept der NATO aber auch für den Transport chemischer und atomarer Munition vorgesehen.

Da die Warschauer-Pakt-Staaten ebensolche Angst vor einem militärischen Angriff haben wie die westlichen Länder, haben sie entlang der Grenze massive Flugabwehr-Systeme installiert, die an Radaranlagen gekoppelt sind. Um das Radar überwinden zu können, muß man, so die Logik der Militärs, extrem tief fliegen. Wenn der Pilot mit hoher Geschwindigkeit fliegt und versucht, sich an das Gelände zu schmiegen, dann, so glauben die Verantwortlichen, hat er eine Chance, die feindliche Flugabwehr zu überwinden. Jagdbomber im Hochgeschwindigkeitstiefflug verringern die wirksame Reichweite der Flugabwehrwaffen und auch die Reaktionszeit des Verteidigers, so daß eine Bekämpfung des Eindringlings unmöglich wird. Dabei gilt: Je schneller und je tiefer geflogen wird, um so größer ist das Durchdringungsvermögen des Angreifers.

«Einsatzgerechte Tiefflüge sind Flüge in einer Höhe von etwa 30 m bei Geschwindigkeiten von 540 kn/h» (etwa 1000 km/h), erfährt man aus dem Verteidigungsministerium. Alle Übungsflüge in 75 m und 150 m Höhe, wie sie derzeit über der Bundesrepublik stattfinden, sind nur im Sinne einer aufbauenden Ausbildung zu sehen. Flüge in «einsatzgerechter» Höhe werden vor allem in Kanada (Labrador) durchgeführt.

Inzwischen gibt es bereits fliegende Radarsysteme, die AWACS bei der NATO und die MOSS bei den Warschauer-Pakt-Staaten, die man nicht mehr unterfliegen kann. Dennoch werden alle Anstrengungen unternommen, die Tiefflieger auch weiterhin möglichst wirkungsvoll einzusetzen. Die Konsequenz daraus: entweder noch tiefer fliegen oder aber die gegnerischen Radaranlagen vorher ausschalten.

Um die Flughöhe noch weiter zu verringern, werden die Kampfflugzeuge mittlerweile mit sogenannten «Geländefolgeradar-Geräten» ausgestattet, die es ermöglichen, den Boden abzutasten und das Flugzeug automatisch zu steuern. Mit ihrem Einsatz werden Tiefflieger gleichzeitig allwetterfähig, können also auch bei schlechten Sichtverhältnissen Tag und Nacht eingesetzt werden. Beim Einsatz mit dem Geländefolgeradar sind die Kampfflugzeuge nichts anderes als bemannte Marschflugkörper. Die Flüge mit dem Terrain-Following-Gerät werden hauptsächlich in Goose Bay/Kanada geübt; sie sind in der Bundesrepublik nur eingeschränkt erlaubt.

Die andere Möglichkeit, die gegnerische Flugabwehr zu überwinden, ist die Störung oder Zerstörung der Radaranlagen. Hierzu haben sich die Militärs in enger Zusammenarbeit mit der Rüstungsindustrie verschiedene Wege ausgedacht. Neue Erkenntnisse brachte ihnen die Luftschlacht im Bekaa-Tal in Syrien, als die israelische Luftwaffe mit Hilfe von unbemannten Kampfdrohnen die von den Sowjets dort installierten Radargeräte ausschaltete. Drohnen fliegen im allgemeinen einen vorprogrammierten Kurs und werden nach der Erledigung des Auftrages wieder zur Erde gebracht. Die Bundeswehr hat etwa 60 Drohnen vom Typ CL-89 zur Aufklärung über dem Gefechtsfeld. Sie sollen durch die Aufklärungsdrohne CL-289 ersetzt werden, die bis zu 120 km Aufklärungstiefe einsetzbar ist. Eine spezielle Form dieser unbemannten Flugkörper sind die RTV. Sie ermöglichen das Entdekken unbekannter Radarstationen. Mit dem mitgeführten Gefechtskopf können sie diese auch direkt zerstören. Durch den Einsatz dieser Waffen wird der Gegner gezwungen, seine Radaranlagen abzuschalten, wenn er keine Gefahr laufen will, daß sie erkannt und zerstört werden. In diesem Zeitraum können Flugzeuge unbemerkt die Luftabwehr überwinden und in das Hinterland eindringen.

1986 wurde die Beschaffung von 35 ECR-Tornado (Elektronik Combat and Recoinnaissance = elektronische Kampfführung) beschlossen. Dieses Flugzeug ist auf den ersten Blick kaum von dem «normalen» Tornado zu unterscheiden, aber er ist vollgeladen mit elektronischen Geräten. So sind Empfänger eingebaut, die sofort Alarm schlagen, wenn sie von gegnerischen Radarstrahlen getroffen werden. Dann antwortet der ECR-Tornado mit massiven Störsendern, die das Bodenradar völlig verwirren und eine effektive Flugabwehr verhindern sollen. Überdies wird das Flugzeug mit Spezialraketen bewaffnet, die automatisch auf eine erfaßte Radaranlage zufliegen – wie eine Motte zu einer Lichtquelle. Der ECR-Tornado soll quasi als Vorhut vor der eigentlichen Jagdbomberstaffel fliegen und buchstäblich eine Schneise in den elektronischen Abwehrgürtel des Gegners schlagen. Über eine Datenverbindung mit den nachfolgenden Jagdbombern können zusätzlich noch Warnungen vor gefährlichen Abschnitten auf dem Flugweg durchgegeben werden.

Aber auch hier schläft die Gegenseite natürlich nicht, und schon befürchten die Militärs, daß die Warschauer-Pakt-Staaten eine elektronische Falle für den Tornado und vor allem für die Marschflugkörper entwickelt haben. Mit gefälschten elektromagnetischen Signalen wird dem Flugzeug ein Hindernis vorgegaukelt. Der Bordcomputer reagiert blitzschnell und zieht die Maschine hoch. Damit gerät sie sofort ins Schußfeld der Luftabwehr.

Die elektronische Kampfführung und das Eindringen in das Hinterland des Gegners sind neue Aufgaben für die Tiefflieger. Deshalb müssen sie intensiv geübt werden. Auch das Zusammenwirken von Luft- und Heeresstreitkräften wird geschult. Aus diesem Grunde werden zukünftig Strahlflugzeuge und Hubschrauber gemeinsame Übungen durchführen.

Wesentlicher Bestandteil der Tiefflugausbildung von Jagdbomberkräften ist das Üben des Waffeneinsatzes gegen Bodenziele. Unterschieden wird dabei zwischen Übungsangriffen *ohne* Waffeneinsatz, Übungsangriffen *mit Übungsmunition* und Übungsangriffen *mit Einsatzmunition*. Selbst der Einsatz von bakteriologischen und chemischen Waffen wird über dem Gebiet der Bundesrepublik simuliert. In diesen Fällen dürfen die Flugzeugführer, so besagt es die ZdV 19/2 (Zentrale Dienstvorschrift), bis auf 30 m über Grund fliegen. Während die Einsätze mit Übungs- und Einsatzmunition nur innerhalb festgelegter Schießplätze erfolgen (Luft-Boden-Schießplätze), werden Übungsangriffe ohne Waffeneinsatz außerhalb solcher Anlagen durchgeführt. Als Übungsziele dienen militärische Anlagen, aber auch Brücken, Straßen, Schienenwege und Kanäle in «möglichst dünn besiedelten Gebieten».

Um den Status «voll einsatzbereit» zu erhalten, müssen Jagdflieger etwa 25 Tiefflugeinsätze pro Jahr durchführen. Ein für den Luft-Boden-Einsatz vorgesehener Tornado-Pilot dagegen hat 73 Einsätze zu absolvieren. Im Rahmen des taktischen Einsatzprogramms (tactical combat training program = TCTP) sind bestimmte Einsatzverfahren mit entsprechenden Zeitvorgaben angegeben, z. B. wieviel Tiefflüge, Waffeneinsätze, Nachtflüge, Instrumentenflüge usw. der einzelne Flugzeugführer durchzuführen hat.

Wie der realistische Einsatz später einmal aussehen kann und wird, zeigen uns die Kriegshandlungen in den letzten Jahren. Irakische Piloten fliegen mit Mirage-Kampfflugzeugen Giftgas-Einsätze gegen die kurdische Stadt Halabja und ermorden über 5000 wehrlose Menschen auf grausamste Art und Weise. Israelische Kampfflugzeuge bombardieren palästinensische Flüchtlingslager, und sowj. MIG-Bomber morden in Afghanistan. Auch der amerikanische Angriff auf die Stadt Tripolis war in entscheidenden Phasen ein reiner Tiefflug-Auftrag. Hierbei wurden bereits die elektronische Kampfführung und das Stören der gegnerischen Luftabwehr praktiziert.

Auch wenn der Ausbildungsstandard der NATO im Vergleich zu den Warschauer-Pakt-Staaten sehr hoch ist, so gibt es für die Luftfahrzeugführer im Ernstfall keine große Sicherheit. Ein einmal erkanntes Flugzeug kann mit relativ einfachen Waffen bekämpft und unschädlich gemacht werden. Das ist eine der Lehren, die die Sowjets in Afghanistan erteilt bekamen. Die Widerstandskämpfer dort waren im Besitz einer neuen Waffe, die man bis zu diesem Zeitpunkt nur aus Geheimdienstberichten kannte. Gemeint ist die «Stinger», ein handlicher Raketenwerfer, vom Aufbau einer Panzerfaust ähnlich, die von jedem Heckenschützen abgefeuert werden kann. Die Kleinrakete enthält einen Infrarot- oder Wärmesuchkopf, der das Wärmebild des Düsenstrahls erfaßt und den Sprengsatz in das Triebwerk des Flugzeuges lenkt. Innerhalb weniger Wochen buchten die Mudjaheddin mehr als 60 Flugzeugabschüsse mit diesem Waffensystem. Die Stinger wurde kriegsentscheidend. Die Sowjets stellten die Tiefflüge weitgehend ein, und Aufklärungsflüge wurden auf ein Minimum reduziert. Die Piloten warfen die Bomben übereilt aus großen Höhen ab und traten sofort den Rückzug an.

Eine weitere Bedrohung für tieffliegende Kampfbomber entstand durch die Entwicklung eines neuartigen Radarsystems für Jagdflugzeuge. In der öffentlichen Diskussion tauchte der Begriff des «Look-Down Shoot-Down»-Systems auf. Mit einem «Pulse-Doppler-Radar» können hoch fliegende Luftfahrzeuge tiefer fliegende Kampfflugzeuge entdecken und mit Luft-Luft-Raketen bekämpfen. Besonders der sowj. MIG-29 werden besondere Eigenschaften in dieser Hinsicht unterstellt. Das Radar der MIG-29 ist in der Lage, ein Ziel mit der Größe eines Jagdflugzeuges auf etwa 100 km Entfernung zu erfassen. Mit unterschiedlichen Luft-Luft-Raketen können Flugkörper bis 70 km Entfernung bekämpft werden. Für den Nahkampf gibt es spezielle Lenkwaffen, die, mit einem Infrarotsuchkopf ausgerüstet, ihr Ziel selbständig suchen und mit einer hohen Trefferquote vernichten.

Nicht nur die Warschauer-Pakt-Staaten verfügen über diese «Look-Down Shoot-Down»-Systeme, sondern auch das westliche Militärbündnis. Wie ein Testpilot, der die MIG-29 fliegen durfte, bestätigte, kann die MIG nichts, was «unsere» Flugzeuge nicht auch können. Sowohl die amerikanischen F-16C und die F-18C als auch die französische Mirage 2000 sind «look-down shoot-down»-fähig. Im Zuge einer «Kampfwertsteigerung» werden die bundesdeutschen Phantom-Kampfflugzeuge bis etwa 1992 mit dem modernen Radar APG 65 ausgerüstet und damit ebenfalls eine look-down-Kapazität erhalten.

Aus den vorgenannten Gründen ist es einsichtig, daß Tiefflieger nur unter größten Schwierigkeiten im Ernstfall agieren können. Selbst hohe Generäle a. D. denken inzwischen öffentlich über unbemannte fliegende Systeme nach. «Abstandswaffen», von denen bereits die Rede war, gelten in der Diskussion als mögliche Lösung. Sie sollen bis zu mehreren hundert Kilometern vor dem Ziel von dem Tiefflieger abgekoppelt werden und dann automatisch die restliche Wegstrecke zurücklegen.

Fassen wir zusammen: Militärischer Tiefflug ergibt nur dann Sinn, wenn er überraschend durchgeführt wird. Unbestritten ist, daß Tiefflieger vom Charakter her Offensiv-Waffen sind. Sie sind die Waffensysteme, mit denen ein Krieg eröffnet wird, ihre Existenz ergibt nur Sinn, wenn es gilt, einen Angriff durchzuführen.

Es ist müßig, heutzutage darüber zu diskutieren, ob sie zur «Verteidigung» der Bundesrepublik eingesetzt werden oder zu einer Angriffshandlung. Diese Frage kann und wird nur durch den Ernstfall beantwortet werden. Wenn man bedenkt, daß Kurzstreckenraketen und Kampfflugzeuge innerhalb weniger Minuten die Grenze zu den Warschauer-Pakt-Staaten überwinden, dürfte es einsichtig sein, daß die Entscheidung, ob wir uns in einem Verteidigungskrieg oder einem Angriffskrieg befinden, in wenigen Minuten zu fällen ist. Weder die Zivilbevölkerung noch die Piloten, die auf das Ausführen von Befehlen getrimmt sind, und möglicherweise nicht einmal die Bundesregierung sind in der Lage, überprüfbar zu beurteilen, wer wen angreift. Sie alle sind auf Gedeih und Verderb den Aussagen des Militärs ausgeliefert. Und sowohl der Falkland-Krieg als auch der Überraschungsangriff der USA auf Libyen haben gezeigt, daß sich unsere militärischen «Freunde» zu Kriegshandlungen hinreißen lassen, ohne die Verbündeten vorher darüber zu informieren.

Aus der Sicht der Warschauer-Pakt-Staaten sind die Tiefflieger und die damit praktizierten Übungen eine immerwährende Bedrohung. Sie sind untauglich für «vertrauensbildende Maßnahmen» und gefährden das friedliche Zusammenleben der Völker. Von seiten der Sowjets wurde vorgeschlagen, die Jagdbomber in die Abrüstungsverhandlungen einzubeziehen. Bisher hat sich die NATO strikt geweigert, darauf einzugehen.

Die Folgen des Tiefflugs für Mensch und Natur

Tieffluglärm macht krank

Ob der Lärm von Tieffliegern gesundheitsschädlich ist, mag die Bundesregierung noch immer nicht abschließend beurteilen. Auf unzählige parlamentarische Anfragen, Briefe von Bürgern und Bürgerinnen und Petitionen bekommt man aus Bonn zu hören: Es liegen keine wissenschaftlichen Erkenntnisse über die Gesundheitsgefährdung von Tiefflug bzw. Fluglärm vor; entsprechende Untersuchungen sind in Auftrag gegeben.

Diese Äußerungen von höchster Stelle sind irreführend. Der Bundeskoordination der Tieffluggegner liegen allein 18 deutschsprachige wissenschaftliche Studien vor, die ab 1982 die gesundheitlichen Auswirkungen des Fluglärms militärischer Strahlflugzeuge und von Kampfhubschraubern auf Tiere und Menschen erforscht haben:

Die ersten zwölf dieser Studien, darunter elf Doktorarbeiten, entstanden am Institut für Tierhygiene an der Universität Hannover. Dessen Wissenschaftler führten klammheimlich Anfang der achtziger Jahre im Auftrag der Bundeswehr in der Erprobungsstelle 91 im niedersächsischen Meppen Tierversuche durch: «bestellte» Militärjets und Kampfhubschrauber donnerten über die Tiere, damit man deren Reaktionen testen konnte.

Die Ergebnisse waren eindeutig, wie die folgende kurze Übersicht belegt:

Rinder

– In zeitlichem Zusammenhang mit der dreiwöchigen Versuchsphase traten bei drei Tieren unphysiologische Frühgeburten auf.

– Bei drei von insgesamt 10 Tieren traten zum Teil erheblich verkürzte Tragezeiten auf. Die durchschnittliche Abortrate von 2–3 Prozent wird erheblich überschritten.

– Mit an Sicherheit grenzender Wahrscheinlichkeit war der Überflug der Bo 105 (Hubschrauber) die Ursache einer pathologischen Fehlgeburt.

– Nach kurzer Zeit flüchteten 8 Tiere in Richtung Weidemitte, während 2 Tiere plötzlich auf den Zaun zusprangen und ihn durchbrachen.

Mastbroiler und Hennen
– Während der Überflüge der Phantom zeigten die etwa einwöchigen Küken ausgeprägte Verhaltensweisen, die zu anderen Zeiten nicht auftraten. Im Vordergrund stand dabei eine zentrifugale Fluchtbewegung annähernd aller Tiere. Die Tiere kletterten aufeinander und ordneten sich wallartig innerhalb der Ringwand an.
– Die Eileistungskurven sanken in den Tagen, in denen Hubschrauberflüge stattfanden, kontinuierlich ab. Am 16. bis 18.5. wurde wegen des Hubschrauberlärms Eierfressen beobachtet und dokumentiert.

Diensthunde
– Bei Überflügen der Strahlflugzeuge kam es zu folgendem Verhalten der Hunde: Verbellen mit anschließendem erregtem Kreiseln; Zurückzucken und Wegducken in die hinterste Zwingerecke, verbunden mit einer hohen Frequenz von Konfliktverhaltensweisen; heftige Fluchtversuche.

Trächtige Stuten
– Bei fast jedem Überflug wurde ein deutlicher Anstieg der Herzschlagfrequenz beobachtet sowie ein steiler Anstieg der Bewegungsaktivität. Die Herzfrequenzsteigerungen nehmen mit dem Schalldruckpegel zu.
– Die physischen Reaktionen äußerten sich meist in sehr intensiven Fluchtbewegungen sowie Ausschlagen und Beißen, Schlagandrohungen und Beißdrohungen meist gegenüber Herdenmitgliedern.

1985 setzte sich der «Interdisziplinäre Arbeitskreis für Lärmwirkungsfragen», ein Gremium aus Sachverständigen, zusammen, um die Ergebnisse der Tierversuche daraufhin abzuklopfen, ob sie auch auf Menschen Anwendung finden könnten. Das Umweltbundesamt (UBA) in Berlin wurde mit weiteren Untersuchungen beauftragt. Dieses gab den Auftrag an das Institut für Wasser-, Boden- und Lufthygiene (WaBoLu) beim Bundesgesundheitsamt (BGA) weiter.

Ein WaBoLu-Team unter Leitung von Prof. Hartmut Ising setzte sich in die fränkische Area 7 sowie in ein angrenzendes 150-m-Tieffluggebiet in Marsch und erarbeitete eine «Vorstudie» zu Akut- und Langzeitwirkungen von Tieffluglärm am Menschen, die 1986 fertiggestellt war. Hier einige Auszüge aus den Ergebnissen:

– Beim Vergleich zwischen Kindern, die in einem 75-m-Tieffluggebiet leben, mit Kindern aus einem 150-m-Gebiet ergaben sich bei den Jungen «Unterschiede in der Herzfrequenz», bei Mädchen «signifikante Unterschiede in Körperkonstitution und Blutdruck».
– Etwa 25 bis 30 Prozent der Kinder in der Area 7 berichten über Schreckreaktion (Erschrecken, Zittern, Herzklopfen) im Zusammenhang mit Überflügen.
– Bei der Befragung von Kindern gaben 66 Prozent (75-m-Gebiet) bzw. 40 Prozent (150-m-Gebiet) «längeres, anhaltendes Ohrenpfeifen» nach Überflügen an. Einige berichteten von anhaltenden Ohrenschmerzen. Im Landkreis Ansbach, der zu einem Drittel in der Area 7 liegt, wiesen 75 Prozent der Schulanfänger «hochsignifikante Unterschiede in der mittleren Hörschwelle» auf, ein Prozent mit Hörverlusten von über 30 dB(A).
– Bei Mädchen gibt es «Ein- und Durchschlafstörungen».
– Als Konsequenz forderte Ising «die sofortige Information an die Bevölkerung in den 75-m-Gebieten, kleine Kinder nicht im Freien zu lassen, wenn Tiefflieger kommen könnten». Das würde bedeuten: Hausarrest bei schönem Wetter.

Die Gesellschaft für angewandte Sozialwissenschaft und Statistik in Heidelberg legte 1986 eine Untersuchung mit dem Titel «Auswirkungen des militärischen Tiefflugbetriebes auf die Bevölkerung der Vorderpfalz» vor. In Zusammenarbeit mit der Projektgruppe FLUG der FU Berlin waren Betroffene, Beschäftigte von Kindergärten, Schulen und Behördeneinrichtungen interviewt worden. Dabei ergaben sich folgende Erkenntnisse:
– Kleine Kinder beginnen nach den unmittelbaren Schreckreaktionen häufig zu weinen oder zu schreien. Sie zeigen deutlich häufiger und stärker Angst- und Schreckreaktionen als ältere Kinder.
– Bei älteren Kindern wurden Unterschiede in der Geräuschempfindlichkeit festgestellt. Mädchen reagieren empfindlicher als Jungen. Ne-

ben Angst- und Fluchtreaktionen sowie kurzfristigem aggressivem Verhalten zeigen ältere Kinder vor allem Konzentrationsschwierigkeiten. «Mindestens die Hälfte aller Kinder sind vom Tieffluglärm beeinträchtigt, und zwar nicht nur besonders empfindliche Kinder.»
– Aus Kindergärten wird berichtet, daß sich die Kinder nicht mehr ins Freie trauen und sich bei schönem Wetter im Hause verkriechen. In Sonderkindergärten kam es vor, daß Kinder den ganzen Tag geschrien haben, wenn nur ein Tiefflug morgens vorkam. Sie hielten sich die Ohren zu und klammerten sich an die Betreuerinnen.
– Patienten mit psychotischem Krankheitsbild können den Lärm von Tieffliegern nicht der Sache gemäß verarbeiten und interpretieren ihn als Angriff auf sich selbst. Auf diese Weise können sich Psychosen vertiefen.
– Bei alten Menschen tauchen oft Erinnerungen an den Krieg auf. «Wenn die Flugzeuge ankommen, fange ich an zu zittern», wird eine Betroffene zitiert.

Nicht nur wissenschaftliche Untersuchungen bestätigen die gesundheitliche Schädigung durch Tieffluglärm. Dr. med. Danner, Allgemeinmediziner in einem 75-m-Tieffluggebiet, berichtet: «Für mich steht zweifelsfrei fest, daß der Tieffluglärm die körperliche und seelische Gesundheit und Unversehrtheit des Menschen negativ beeinträchtigt. Diese Erkenntnis bedrückt mich besonders deshalb, weil es sich bei den Hauptbetroffenen um Menschen handelt, die sich nicht zur Wehr setzen können: Säuglinge, Kleinkinder, Schwerkranke und frisch Operierte, sehr alte und seelisch kranke Menschen.»

«In einer internationalen Studie», so Danner, «wurde eine geistige Entwicklungsverzögerung von Kindern in Tieffluggebieten um fast ein Jahr nachgewiesen. Besorgniserregend ist auch die Tatsache, daß die Frühgeburtenrate in Tieffluggebieten deutlich höher liegt.»

Der Chefarzt der Chirurgischen Abteilung des Kreiskrankenhauses in Germersheim, Dr. Brücher, stellt fest: «Der durch Tiefflieger verursachte Lärm ist tausendfach schlimmer als der Geräuschpegel in Industriegebieten und im Straßenverkehr... der Linienflugverkehr in Flughafennähe belastet den Menschen weit weniger als die Tiefflieger. Ich kann Ihnen konkrete Fälle nennen, wo schwerste Schäden nachweisbar auf das Aufschrecken der Patienten bei Tieffliegerlärm zurückzuführen sind. Oft werden Wunden wieder aufgerissen, oder es kommt bei Knochenbrüchen erneut zu Gelenkverschiebungen.»

Der Kurdirektor des Staatsbades Salzuflen klagt: «Die Heilbäder des Landes sind ja in besonderer Weise dem Umweltschutz verpflichtet, und dazu gehört auch die Lärmminderung. Das Kurortegesetz des Landes Nordrhein-Westfalen schreibt beispielsweise vor, daß der Geräuschpegel in Kurgebieten tagsüber 45 dB(A) nicht überschreiten darf und nachts 35 dB(A) nicht überschreiten darf... Wir haben keinen größeren Reklamationsfaktor in unseren Bädern als die Beschwerden der Kurgäste über den Lärm der Tiefflieger.» Denn – so könnte man ergänzen – wie sollen kranke Menschen sich bei diesem Lärm erholen?

Die meisten Lärmarten sind ebensowenig miteinander vergleichbar wie die Menschen, die davon betroffen werden. Fluglärm, insbesondere Tieffluglärm, ist etwas anderes als Lärm von Kinderspielplätzen oder, das Paradebeispiel der Tiefflugbefürworter, der Lärm in der Diskothek. Deshalb hält die bisherige Gewohnheit, «Lärm» gleich «Lärm» zu setzen und danach die Beurteilungsmethoden, Messungen, Normen, Gesetze und Verordnungen auszurichten, einer fachlichen Kritik nicht stand.

Die Unterschiede liegen nicht nur in der anderen Lärmcharakteristik, sondern auch in der Zeitdauer der Einwirkung, der Abschätzmöglichkeit, wann Lärm auftritt und wann er zu Ende sein wird. Ferner ist es von Bedeutung, ob der Lärm selbst erzeugt wird, von Menschen, zu denen man ein gutes oder ein schlechtes Verhältnis hat, ob Abhängigkeiten vom Lärmurheber bestehen oder nicht.

Das Besondere am Tieffluglärm ist zunächst einmal die Intensität. Bei der Untersuchung von Prof. Ising wurden in der 75-m-Area Werte bis zu 125 dB(A) gemessen. Da offiziell die Pegeländerung von 75 auf 150 m mit 6 dB(A) beziffert wird, bedeutet dies, daß auch in 150-m-Gebieten Werte bis zu 119 dB(A) auftreten. Zum Vergleich: Die gemessenen Geräusche eines Preßlufthammers betragen zwischen 90 und 100 dB(A). Der Tiefflug ist um ein Vielfaches lauter. Denn eine Erhöhung um 10 dB(A) wird vom Menschen als Verdoppelung der Lautstärke empfunden.

Neben der Intensität unterscheiden sich Schalle auch in Dauer und Dynamik. Man unterscheidet grob in drei Arten vom Umweltschallen:

Das Lärmbarometer

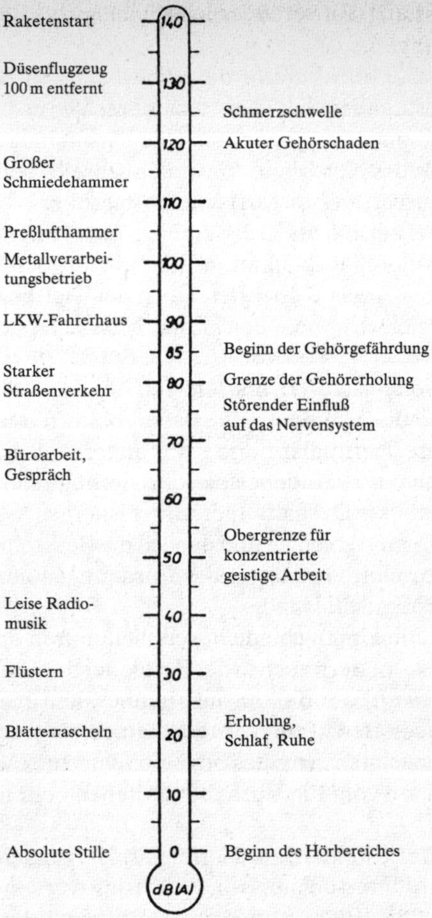

Obwohl wir uns bewußt sind, daß graphische Darstellungen ungeeignet sind, die Auswirkungen von Lärm und akustischen Belastungen auf den Menschen darzustellen, drucken wir das Lärmbarometer ab. Es vermittelt einen Eindruck von den auftretenden Schalldruckamplituden im Hörfrequenzbereich.

- Langsam veränderliche Schalle, z. B. ferner Straßenlärm
- Stark fluktuierende Schalle, bzw. Überlagerungen von impulsiven und kontinuierlichen Geräuschen, z. B. Maschinengeräusche
- Impulsschalle, z. B. Schießgeräusche und Tieffluglärm

Die Tiefflugschallereignisse sind charakterisiert durch extrem hohe Pegel, sehr steile Pegelanstiege und -abfälle und eine Energiekonzentration im Bereich hoher Empfindlichkeit des Gehörs. Da der Schall von Strahlflugzeugen fast immer unvorhersehbar auftritt, können weder die natürlichen Schutzmechanismen des Gehörs noch aktive Handlungen, z. B. das Zuhalten der Ohren, zeitgerecht wirksam werden. Tieffluglärm trifft die Ohren in ihrer vollen Empfindlichkeit. Es ist also nicht nur die Lautstärke, die diesen Lärm gefährlich macht.

Wie groß die Belastungen der Betroffenen sind, läßt sich an Hand von Zahlen und Fakten belegen. Mit Hilfe von Lärmmeßgeräten sind die Tieffluggegner in der Lage, konkrete Zahlen über die Überflughäufigkeiten und die Lautstärken zu liefern. In dem 75-m-Tiefstfluggebiet Area 7 wurden beispielsweise an einem Tag zwischen 10.51 Uhr und 16.37 Uhr insgesamt 80 Überflüge aufgezeichnet. Der geringste Pegelwert betrug 76 dB(A), der lauteste 122 dB(A): ein ständiger Angriff auf die Bevölkerung.

Obwohl die Bundesregierung es besser wissen müßte, behauptet sie nach wie vor, eine Gesundheitsgefährdung durch Tieffluglärm sei wissenschaftlich nicht erwiesen. Die Untersuchung von Prof. Ising stellt schließlich nur eine «Vorstudie» dar, die «Hauptstudie» wird nach offiziellen Angaben erst Mitte 1990 vorliegen. Man läßt sich also Zeit und ignoriert derweil alle anderen Forschungsergebnisse.

Ein Experiment, das Daten für die Hauptstudie erbringen sollte, fand – so berichtete der *Spiegel* – an einem sehr ungewöhnlichen Ort statt: «Mehr als 50 Freiwillige durften sich letztes Frühjahr in einem Altenheim Videobänder startender und tieffliegender Jets ansehen. Den dazugehörigen Lärm – bis zu 114 Dezibel – gab's per Kopfhörer. Auf die Tiefflieger, notierten die BGA-Experten, reagierten die Alten wie erwartet: mit Schrecken und hochschnellendem Blutdruck.

Das Altenheim steht in Haifa (Israel), die Experimente mit deutschem Fluglärm fanden an Juden statt.»

Ein anderes Menschenexperiment, von dem Prof. Ising sich wesentliche Aufschlüsse versprach, konnte bisher nicht durchgeführt werden. Denn diesmal ging es um Soldaten. Im Januar 1988 bat das Bundesumweltministerium die Kollegen vom Bundesverteidigungsministerium (BMVg) um folgende Unterstützungsleistungen:

«– Bereitstellung von geeignetem Gelände für die Messungen
– ca. 100 Überflüge mit Strahlflugzeugen in der zulässigen Höhe von 75 m über dem Boden
– Bereitstellung von 50 freiwilligen grundwehrdienstleistenden Wehrpflichtigen für die Untersuchung».

Dieser Vorschlag stieß im BMVg auf Bedenken; zudem sei ein «medizinischer Erfolg bei Untersuchungen nur mit gesunden Probanden, die überdies innerlich auf den erwarteten Überflug eingestellt sind», fragwürdig. Das BMU verteidigte sich: Ausgangspunkt sei «die Auffassung vieler Bürgerinitiativen, nach der Tieffluglärm grundsätzlich gesundheitsschädlich wäre und daß sich die Bundesregierung in einer Art Nachweispflicht befände zu belegen, daß diese Auffassung eben nicht zuträfe».

In diesen Abwägungsprozeß, an dem drei Bundesministerien, eine Unzahl von Abteilungen und Gremien sowie hochqualifizierte Fachleute beteiligt waren, platzte am 8. Februar 1988 eine kurze Notiz des *Spiegel*, in der von einem «großangelegten ‹Menschenexperiment›» in der Erprobungsstelle der Bundeswehr im niedersächsischen Meppen die Rede war. Eine große Zahl von Nachfragen beim Verteidigungsministerium war die Folge. Das geplante Experiment war an die Öffentlichkeit gelangt. Schon zwei Tage später trafen sich BMU Töpfer und BMVg Wörner, mit dem Ergebnis, daß Töpfer das Amtshilfeersuchen zurückzog. Öffentlich wurde bekanntgegeben, man sehe von der Untersuchung ab, da man keiner Gemeinde die zusätzliche Tiefflugbelastung zumuten wolle.

Tieffluglärm und Fremdenverkehr

«Auf einen Vorschlag des Europäischen Parlamentes hin ist das Jahr 1990 zum ‹Europäischen Jahr des Fremdenverkehrs› erklärt worden. Das Europäische Parlament änderte das von der Kommission vorgeschlagene Aktionsprogramm ab, um die Bedeutung, die eine gesunde Umwelt für den Fremdenverkehr hat, zu unterstreichen. Ziel des Programms ist es, Reiseerleichterungen zu erzielen, die Rechte der Verbraucher zu stärken und die Beschäftigungsmöglichkeiten im Fremdenverkehr zu verbessern.»

Gesunde Umwelt, Reiseerleichterungen, mehr Arbeitsplätze – diese Meldung aus Straßburg wird die Menschen in den Tieffluggebieten der Bundesrepublik nicht trösten können. Es steht zu befürchten, daß das Jahr des Fremdenverkehrs gerade dort spurlos vorüberziehen wird, wo es dringend gebraucht würde: in den strukturschwachen und vom Fremdenverkehr abhängigen Regionen – den Tieffluggebieten.

Vor allem in den 75-m-Areas wird das Dilemma deutlich: Kommunalpolitiker und Gastwirte fördern den Ausbau von Erholungs- und Freizeiteinrichtungen, wie etwa das kinderfreundliche Programm an der fränkischen Seenplatte, weil sie auf diesen wichtigen wirtschaftlichen Erwerbszweig angewiesen sind. Andererseits fliegen gerade in den Sommer- und Urlaubsmonaten besonders viele Militärjets übers Land. Beschwerden in den Rathäusern häufen sich, empörte Gäste kündigen juristische Klagen an, Buchungen bleiben aus. Lange Jahre hielten die Gemeinden still, weil sie befürchteten, Protest könnte mögliche Gäste auf das Lärmproblem aufmerksam machen und sie vom Urlaub abhalten. Der Briefverkehr mit dem Verteidigungsministerium häufte sich, Abgeordnete wurden eingeschaltet – ohne Erfolg. Auch eine inzwischen gegründete Interessengemeinschaft von Kommunalpolitikern blieb erfolglos – nicht zuletzt, weil sie vor öffentlichen Protesten zurückschreckte.

Die Fremdenverkehrsämter der Gemeinden sind in einer unangenehmen Situation. Selbst in höchstbelasteten Areas findet sich in den Broschüren und Verzeichnissen nirgendwo ein Hinweis auf den Tiefflug. Dennoch ortete der Landkreis Soltau-Fallingbostel eine «Mund-zu-Mund-Negativwerbung»: «Die zum Teil unter erheblichem Kostenaufwand gestarteten Aktionen und Werbekampagnen erzielen häufig nicht den vollen Erfolg, da die Feriengäste selbst in Zeiten der Hauptsaison im August und im September, zur Zeit der Heideblüte, die Folgen des militärischen Übungsbetriebes zu spüren und zu hören bekommen. Für die betroffenen Gemeinden bedeutet dieses unter anderem laufende Beschwerden durch Feriengäste, Urlaubsabbrüche oder Mund-zu-Mund-Negativwerbung.»

Ende 1988 meldete sich, zum erstenmal, der Deutsche Städte- und Gemeindebund zu Wort. Mit einer äußerst moderaten Pressemitteilung («Die Notwendigkeit von Tiefflügen kann naturgemäß nicht der kommunalen Beurteilung unterliegen») unterstützten die kommunalen Lobbyisten nicht nur das 49er-Rotationsmodell («Eine verantwortungsbewußte Politik in Städten und Gemeinden darf sich der Pflicht zur kommunalen Solidarität nicht entziehen»), sondern forderte auch weitere Verlagerung ins Ausland und in den Simulator. Das Wort «Fremdenverkehr» wurde nicht ausgesprochen.

Wesentlich konkreter bezeichneten Abgeordnete von CDU/CSU, SPD und FDP im Unterausschuß Fremdenverkehr des Bundestags-Wirtschaftsausschusses Ende November 1988 die Situation: «In einer Zeit zunehmender, insbesondere psychischer Belastung am Arbeitsplatz und im sonstigen täglichen Leben gewinnen Zeiten ungestörter Erholung ständig an Bedeutung. Militärische Tiefflüge führen zu zusätzlichem Streß und belasten die Erholungssuchenden.

Die betroffenen Fremdenverkehrsgebiete verlieren an Attraktivität und verschlechtern so ihre Wettbewerbssituation gegenüber anderen, auch ausländischen Fremdenverkehrsgemeinden. Dies ist um so bedenklicher, als Fremdenverkehrsregionen vielfach zu den wirtschaftlich schwachen Gebieten zählen und Arbeitsplatzdefizite aufweisen... Tiefflugschneisen sollen nicht über zentrale Fremdenverkehrsregionen geführt werden.»

Im Januar 1989 meldete sich erstmalig ein Zweckverband zu Wort. Nach Ansicht des bayrischen Fremdenverkehrsverbandes seien Tiefflüge für die Urlauber «problematischer als das Waldsterben».

Ökologische Schäden

Die Auswirkungen des militärischen Tieffluges auf Natur und Umwelt werden vielfach unterschätzt. Anders als Lärm und Abstürze sind Luftschadstoffe und Bodenbelastung nicht sinnlich erfahrbar. Dazu kommt, daß keine öffentlich zugänglichen Untersuchungen vorliegen. Im folgenden kann deshalb nur der Rahmen für eine notwendige Diskussion abgesteckt werden.

Ökologische Schäden durch Tiefflug, aber auch durch den militärischen Flugverkehr insgesamt, haben vor allem folgende Ursachen:

- die Luft- und Bodenverschmutzung in den Tieffluggebieten;
- der Treibstoffverbrauch: Rohstoff- und Energieverschwendung;
- die Umweltverschmutzung in der Nähe militärischer Flughäfen;
- die Gefährdung lebenswichtiger Bauwerke, etwa von Wassertalsperren;
- die Luftbetankung über bewohntem Gebiet.

Für die Bundesregierung ist die Luftschadstoff-Belastung durch militärischen Flugverkehr kein Thema: «Der Anteil des Luftverkehrs [gemeint ist der zivile und militärische Luftverkehr zusammen] an der Gesamt-Schadstoff-Belastung liegt in der Größenordnung von 1 %.» Und weiter Originalton Bonn: «Bei diesem geringen Emissionsanteil des Flugverkehrs kann das starke Interesse der Öffentlichkeit in jener Frage nur damit erklärt werden, daß die bekannten Rauchfahnen von startenden Flugzeugen gegen den hellen Himmel für jedermann einen evidenten Eindruck hinterlassen.»

Erstaunlich: die Behauptung, der Schadstoffanteil des Luftverkehrs liege bei einem Prozent, beruht nicht auf Messungen in der Bundesrepublik. Es wurden schlicht Untersuchungen von amerikanischen Behörden in den USA auf die Bundesrepublik übertragen. Noch peinlicher: diese Untersuchungen stammen aus dem Jahre 1968 und sind zudem keine Messungen, sondern Grobschätzungen. Eine solche Vorgehensweise kann angesichts der drastischen Zunahme des Flugverkehrs über der BRD in den letzten 20 Jahren nur verwundern.

Nahezu unbemerkt hat sich in den letzten Jahrzehnten eine Glocke aus giftigen Schadstoffen über die Erde geschoben, denen die Umwelt hilflos ausgeliefert ist. Waldsterben, Klimaveränderungen, Ozonloch zeigen, daß die Natur zunehmend Schwierigkeiten hat, sich aus sich selbst heraus wiederherzustellen, Schäden zu bekämpfen und mit neuen Knospen gegen die Zerstörung anzugehen. Auch die Menschen sind durch die Luftbelastung betroffen. Besorgnis erregt in diesem Zusammenhang die Zunahme von Atemwegserkrankungen wie z. B. Pseudo-Krupp, Bronchitis und Asthma, das Neuauftreten von Krebserkrankungen, die allgemeine Schwächung des menschlichen Immunsystems, die Zunahme von Herz- und Kreislaufkrankheiten.

Welchen Anteil an der Luftverschmutzung hat der militärische Tiefflug? Zunächst ist hier von Bedeutung, daß im Gegensatz zu den oberen Atmosphäre-Schichten, wo sich der Schadstoffausstoß verteilt und längerfristig «in der Luft bleibt», die Ausstöße der Tiefflieger direkt auf Wälder, Boden und Wasser sinken. Während jeder Tiefflugstunde werden etwa 3000 Liter des Flugtreibstoffes Kerosin verbraucht; davon werden etwa 5 Prozent an Schadstoffen in die Umwelt geblasen:

- Kohlenmonoxyd 90 kg
- Stickoxide 30 kg
- Kohlenwasserstoff 15 kg
- Ruß 3 kg
- Schwefeldioxyd 0,3 kg

Dies sind pro Tiefflugstunde 138,3 kg Luftschadstoffe. Nach offiziellen Angaben finden im Jahr über der Bundesrepublik im Durchschnitt 70 000 Tiefflugstunden statt. Demnach müßten also pro Jahr knapp 10 Millionen kg Luftschadstoffe durch Tiefflieger auf die Tieffluggebiete niedergehen. Seit Mitte der sechziger Jahre dürften durch den militärischen Tiefflug etwa 220 Millionen Kilogramm oder 220 000 Tonnen Schadstoffe auf die Bundesrepublik niedergegangen sein. Diese Belastung verteilt sich allerdins nicht gleichmäßig. Sie trifft in erster Linie die 75-m-Areas, denn dort vor allem findet Tiefflug statt.

In einer Antwort auf eine Anfrage im Bundestag, in der nach Waldschäden durch Tiefflug gefragt wurde, deklarierte die Bundesregierung: «Waldschäden durch Tiefflüge sind nach bisheriger Erkenntnis nicht aufgetreten, und es gibt daher zur Zeit keine Argumentation, die von dieser Seite eine Einschränkung der Tiefflüge rechtfertigen könnte.» Oder, wie es der frühere Parlamentarische Staatssekretär im Bundesverteidigungsministerium, Peter-Kurt

Würzbach, ausdrückte: «Die Abbaumechanismen und die Umwandlung zu anderen Stoffen in bodennahen Bereichen entsprechen denen von Schadstoffen aus anderen Quellen und rechtfertigen keine gesonderte Behandlung.»

Auch zur Frage, ob denn nicht, wenn schon die Tiefflüge nicht abgeschafft werden sollen, wenigstens schadstoffarme Triebwerke entwickelt werden könnten, äußerte sich die Bundesregierung: «Technische Verfahren, die den Schadstoffaustausch von Düsenflugzeugen in direkter Weise, etwa in der Art eines Katalysators, reduzieren, sind der Bundesregierung nicht bekannt.»

Der Roh- und Treibstoffverbrauch ist nicht nur ein Tiefflugthema; im Vergleich zu dem Gleitflug eines zivilen Linienflugzeuges verbraucht ein Kampfflugzeug jedoch wesentlich mehr Treibstoff, um die verschiedensten Flugmanöver durchführen zu können.

Um welche Rohstoffe geht es?

Da ist zunächst der wichtigste: Sauerstoff. Die Bundesregierung dazu: «Alle Turbotriebwerke stellen hinsichtlich ihrer Energieumwandlung Verbrennungskraftmaschinen dar, die im allgemeinen fossile Kohlenwasserstoffe als Brennstoff und den Sauerstoff der umgebenden Luft als Oxydator benutzen.» Ein praktisches Beispiel an Hand des Jumbo-Jets: In der Startphase saugt ein Jumbo in jeder Sekunde zwei Millionen Liter Luft auf; in den ersten fünf Flugminuten verbraucht der Jumbo soviel Sauerstoff, wie ein Wald von 20000 Hektar an einem Tag erzeugen kann. Für Kampfflugzeuge liegen entsprechende Daten leider nicht vor.

Über den Treibstoffverbrauch der Bundesluftwaffe jedoch sind Zahlen bekannt. Militärflüge sind für mehr als die Hälfte des Kerosinverbrauchs durch den Flugverkehr in der Bundesrepublik verantwortlich. Allerdings widersprechen sich die Angaben: Während der Bundesverteidigungsminister etwa für 1985 580000 Tonnen angibt, sind es beim Verkehrsminister 617000 Tonnen. Für 1987 nennt der Bundesverkehrsminister die Zahl von 625000 Tonnen. Tendenz: steigend. Obwohl der Tiefflug kontinuierlich reduziert worden sein soll.

Zum Treibstoffverbrauch der NATO-Alliierten über der Bundesrepublik gibt es keine genauen Zahlen; die Bundesregierung schätzt deren Verbrauch seit 1983 pauschal auf 900 Millionen Liter pro Jahr.

Tutzinger Forderungen

«Das Übungskonzept der bundesdeutschen Luftwaffe wie der Alliierten ist unter ökologischen Gesichtspunkten zu verändern. Tiefflüge sind einzustellen... Die Fragestellung der ökologischen Folgen der Abgase des militärischen Flugverkehrs ist ebenso intensiv aufzuarbeiten, wie die des zivilien Luftverkehrs.»

«Tutzinger Forderungen», aufgestellt von Wissenschaftlern der Tagung «Ökologische Folgen des Flugverkehrs» im Dezember 1987

Eine der schwerwiegendsten Umweltbelastungen verursachen die Militärjets auf der Landestrecke. Bei Messungen wurden bis zu fünf Kilometer vor dem Beginn der jeweiligen Landebahn Bodenverseuchungen festgestellt. Ein Grund für die Belastung des Bodens ist die Luftverunreinigung, die auch von der Bundesregierung zugegeben wird: «Der Einfluß des Flugverkehrs auf die Verunreinigung der Luft ist im Nahbereich der Flughäfen merkbar. Insbesondere werden erhöhte Stickoxid- und Kohlenwasserstoff-Konzentrationen festgestellt, die aber nicht die Werte in Hauptverkehrsstraßen erreichen.»

Doch das ist noch nicht alles. Das Verkehrsministerium hat vor kurzem eher unbeabsichtigt eine Praxis enthüllt, die zwar gang und gäbe, aber dennoch nicht erlaubt ist: Die Militärpiloten sind aus Sicherheitsgründen angewiesen, nur mit einem bestimmten Gewicht zu landen. Ist die Maschine noch zu schwer, lassen die Piloten vor der Landung schlicht das flüssige Kerosin ab. Auch von Piloten wird dies unterderhand bestätigt. In Bonn jedoch wiegelt man ab: Von 1983 bis 1986 seien nur 53 Fälle registriert worden, in denen Bundeswehrjets – also keine Alliierten! – Treibstoffe in die Umgebung von Flughäfen vor der Landung abgelassen haben. Eine kleine Ergänzung ist hier schon vonnöten: Die Kerosin-Ablassungen können überhaupt nur registriert werden, wenn die Piloten selbst diese bei ihren Vorgesetzten anzeigen. Denn Kerosin-Radar gibt es nicht.

Auch die ökologische Belastung durch militärische Flugplätze ist zum großen Teil auf die Tiefflüge zurückzuführen. Denn ohne den Tiefflugbetrieb würde es weit weniger Starts und Landungen von Strahlflugzeugen geben, möglicherweise könnten einige Flugplätze geschlossen werden. Insgesamt gibt es in der Bundesrepublik 34 militärische Großflüghäfen, auf denen Strahlflugzeuge stationiert sind. Dazu kommen noch 89 kleinere Flughäfen, zumeist für Hubschrauber. Alle militärischen Flugplätze zusammen verbrauchen eine Fläche von 33000 Hektar. Weitere Ausdehnungen sind geplant.

Schon beim Normalbetrieb auf einem Flugplatz verschwindet Kerosin: Vom Kesselwagen läuft es in die Vorratstanks, von den Vorratstanks in die Tankfahrzeuge und von dort in die Flugzeuge. Dabei gehen durch Fehlbedienung und Überlauf pro Start eines Kampfflugzeuges bis zu 30 Liter Kerosin verloren.

Dazu kommen die Kerosin-Verluste durch unsachgemäße Lagerung. Auf dem kanadischen Flugplatz Lahr in Baden sind seit den sechziger Jahren 700000 Liter Kerosin, Öl und Benzin ausgelaufen und zum Teil im Boden versickert; bis 1982 wurden 223000 Liter Kerosin und 170000 Liter Wasser-Öl-Gemisch aus dem Boden gepumpt. Die Grundregel der Experten besagt, daß ein Liter Kerosin eine Million Liter Grundwasser verseuchen kann.

Die Flugplätze werden in den kalten Monaten eisfrei gehalten; dazu verwenden die Militärs – aber auch die zivilen Flughäfen – sog. Enteisungsmittel. Diese bestehen aus Harnstoff (die Fachbezeichnungen sind: UREA und FRIGANTIN). Der Einsatz von Enteisungsmitteln kann zu einer erheblichen Belastung des Grundwassers durch Nitrate führen. Im Wiesbadener Vorort Delkenheim ist inzwischen zweifelsfrei festgestellt, daß eine hohe Nitratbelastung des Trinkwassers Mitte 1986 durch Enteisungsmittel auf dem nahe gelegenen US-Militärflugplatz Erbenheim verursacht wurde.

Im Kreis Bitburg in Rheinland-Pfalz verursachen amerikanische Enteisungsmittel immer wieder aufs neue ein Fischsterben in dem Eifelflüßchen Kallenbach. 163 Milligramm Ammonium pro Liter Wasser wurden bereits gemessen. Ein Milligramm Ammonium pro Liter wirkt auf Fische tödlich.

Das Überfliegen von Wasserschutzgebieten im Tiefflug ist ausdrücklich erlaubt. Besonders beliebt bei den Piloten sind Trinkwasser-Talsperren. Teilweise fliegen sie wenige Meter über dem Wasser die Staumauer als Ziel an. In einer englischen Militärzeitschrift wird das so beschrieben: «... und plötzlich, eingebettet zwischen die niedrigen Hügel, über welche wir anfliegen, liegt da ‹das Ziel›, der Möhne-Staudamm. Der Pilot vervollständigt die Waffenzielkalkulation für den Computer... korrigiert Geschwindigkeit, Höhe und Abdrift. Dann weiß der Computer präzise, wann er ‹den Knopf› zu drücken hat; und schon tut er es. ‹Bombe weg›, und wir rasen scharf nach links in ein Abdrehmanöver, das uns mit 4 G belastet...»

Das Bundesverteidigungsministerium behauptet bis heute unverdrossen: «Das Anfliegen von Absperrbauwerken der Trinkwasser-Talsperren durch Militärflugzeuge ist nicht erlaubt.»

Neben der Trinkwasserverschmutzung haben diese Flüge eine weitere Auswirkung: Die Schallwellen der Jets bedrohen die Standfestigkeit der Staumauer; besonders auch dann, wenn die Maschinen über der Staumauer scharf nach oben ziehen, oft mit Nachbrenner-Benutzung. Es sind Einzelfälle bekannt, wo Tiefflieger Gebäude zum Einsturz brachten. Oder auch einen kleinen Wald knickten, wie Anfang 1988 bei Dinkelsbühl in Bayern.

Noch ein anderes wenig beachtetes Flugmanöver findet laufend über der Bundesrepublik statt: die Luftbetankung. Ein Tankerflugzeug übergibt im Flug Treibstoff an ein Kampfflugzeug. Diese Übungen finden über bewohntem Gebiet statt, in reservierten Lufträumen zwischen 4900 und 8800 Metern über Grund, wie die Bundesregierung behauptet. Die Bundeswehr dazu: «Militärischer Fliegeralltag.» Luftbetankung findet aber auch im Tiefflug statt, wie Fotos und Berichte von Bürgern belegen: zwei Flugzeuge, durch einen Tankschlauch verbunden, über Städten und Dörfern. Wie groß die dabei entstehenden Treibstoffverluste sind, ist unbekannt. Daß das Absturzrisiko bei solchen Manövern besonders hoch ist, weiß man jedoch seit Jahren.

Die ökologischen Auswirkungen des militärischen Tieffluges sind noch weitgehend unbeachtet. Dabei kann es angesichts einer hochgradig ökologisch belasteten Bundesrepublik Deutschland nur darum gehen, jede vermeidbare Belastung abzubauen. Erst seit kurzer Zeit gewinnt die Debatte um die Schadstoffbelastung durch den Luftverkehr an Profil: Das Ozonloch lenkt den Blick zu Recht auf die zivile Luftfahrt. Dadurch dürfen jedoch die direkten Schädigungen von Bo-

Keine militärischen Flüge im Wattenmeer

Der Präsident des Naturschutzverbandes Deutscher Bund für Vogelschutz (DBV) Klaus Dürkop hat Bundesverteidigungsminister Rupert Scholz aufgefordert, militärische Flüge über dem Wattenmeer zu verbieten. In keinem Fall aber könnte der militärische Flugbetrieb an der Küste ausgeweitet werden. Die Störungen der großen Rastvogelbestände, aber auch der Brutvogelwelt lassen solche Übungen über den Nationalparks in Schleswig-Holstein und Niedersachsen nach Auffassung des DBV nicht zu. Der Naturschutz müsse wenigstens in einem Nationalpark Vorrang vor anderen Interessen haben. Der DBV hatte in den vergangenen Jahren immer wieder auf die erheblichen Störungen hingewiesen, die der Flugverkehr über dem Wattenmeer auslöst. Zeitweise rasten im Wattenmeer über 1,5 Million Zugvögel. Durch die Überfliegungen werden die Vögel aufgeschreckt und in ihren wichtigen Ruhepausen gestört.

Im vergangenen Sommer hatte der DBV beim Verteidigungsministerium protestiert, als zur Zeit der Brandgansmauser große Ansammlungen der dann flugunfähigen Vögel durch militärische Übungsflüge und Schießübungen bei der vom DBV betreuten Vogelschutzinsel Trischen in tierquälerischer Weise in die Flucht getrieben wurden. Besondere Gefahren gehen von den militärischen Flügen in diesem Bereich des Wattenmeeres durch eine nahe gelegene Ölplattform aus. Das Abstürzen einer Militärmaschine in die Plattform wäre nach Darstellung von Dürkop für das Wattenmeer eine Katastrophe.

Im übrigen: Ein Verzicht auf militärische Übungen im Wattenmeer ist auch ein Stück Völkerverständigung: Ein Teil der im Wattenmeer rastenden Zugvögel kommt aus der Sowjetunion.

Aus einer Pressemitteilung des Deutschen Bundes für Vogelschutz

den und Wasser durch tieffliegende Militärflugzeuge nicht aus dem Blickfeld verschwinden. Solange die Bundesregierung die Thematik verdrängt, bedarf es der Selbsthilfe von Bürgerinitiativen und Kommunalpolitikern; ein erster Ansatz ist die Einholung ökologischer Belastungsstudien durch unabhängige Öko-Wissenschaftler in der Umgebung von Flugplätzen, aber auch in besonders belasteten Tieffluggebieten. Schließlich: die ökologische Belastung durch Tieflieger ist nur die eine Seite der Medaille; der gesamte militärische Flugverkehr steht aus ökologischen Gründen auf dem Prüfstand.

Abstürze und Unfälle

Seit Beginn ihres Bestehens hat die Bundeswehr nach Angaben der Bundesregierung 544 «Luftfahrzeuge» verloren. Seit 1973 stürzten 139 bundeswehreigene Flugzeuge auf die Bundesrepublik. Für die alliierten Streitkräfte wurden an gleicher Stelle 233 Abstürze verzeichnet. Insgesamt sind in diesem Zeitraum 372 Strahlflugzeuge, Hubschrauber und Propellerflugzeuge über der Bundesrepublik abgestürzt (Stand 31.12.88). Die Liste der verunglückten Flugzeuge entspricht dem gesamten Flugzeugarsenal der NATO: Alpha-Jet, Harrier, Phantom, Starfighter, Mirage, F-15, F-16, Jaguar, A-10 Thunderbolt, Tornado, verschiedenste Hubschrauber u. a.

Auch die Bundeskoordination der Tieffluggegner und die MÖP stellten Absturzdaten zusammen. Allein 1988 konnten 33 Abstürze (22 Kampfjets und 11 Hubschrauber) erfaßt werden. Dabei kamen über 100 Menschen ums Leben. Seit 1980 sind etwa 300 Menschen im Zusammenhang mit militärischen Abstürzen in der Bundesrepublik umgekommen.

Eine Unterteilung der Abstürze nach den Herkunftsländern ergibt, daß nur jeder dritte Absturz in der Bundesrepublik von der Bundesluftwaffe verursacht wird. Die Bundesrepublik entwickelt sich zum Schrottplatz der Verbündeten. Von den 33 Abstürzen 1988 waren lediglich sechs «hausgemacht».

Zu den schlimmsten Abstürzen zählen die auf Wohngebiete und Siedlungen. Die MÖP hat seit 1960 33 solcher Abstürze erfaßt. Dabei kamen ca. 140 Menschen ums Leben. Als die GRÜNEN im Bundestag die Bundesregierung nach der Häufigkeit von Abstürzen auf Wohngebiete fragte, bekamen sie zur Antwort, daß bei den 372 Abstürzen seit 1973 «bei 81 Unfällen Häuser beschädigt wurden». Das bedeutet, daß jeder fünfte Absturz Siedlungen traf! Nicht selten geht es nur knapp daneben. In der Absturzliste für 1988 etwa ist häufig zu lesen: «In der Nähe von Häusern abgestürzt.» Auch der Absturz von Wiesmoor am 13.1.1989 fällt unter diese Kategorie. Die Maschine ging nur zwei Flugsekunden von einer Schule entfernt nieder.

Die Militärs betonen, daß die Piloten geschult werden, die Kampfjets bei einem Absturz über eine Wohnsiedlung hinauszusteuern. Dies bleibt jedoch dem Zufall überlassen, da die Piloten verständlicherweise vorher aussteigen, wenn sie nicht ohnehin ohnmächtig sind. In der Vergangenheit sind Flugzeuge zum Teil mehrere hundert Kilometer weit führerlos umhergeflogen und mußten deswegen auch schon abgeschossen werden. Auch bei dem Absturz in Wiesmoor wurde von seiten der Militärs behauptet, die Piloten hätten die Maschinen noch über den Ort hinaus gerettet – bis später bekannt wurde, daß die beiden Jetpiloten der britischen Phantom bereits in der Luft getötet wurden.

Verheerende Folgen hatten in der Vergangenheit auch Abstürze bei Flugtagen. Laut Bundesregierung sind bei Flugvorführungen an Flugtagen seit 1973 lediglich ein Hubschrauber und fünf Strahlenflugzeuge abgestürzt. Diese Angabe klingt wenig glaubwürdig. Allein 1988 stürzten drei Kampfjets in Ramstein (70 Tote und über 350 Verletzte) sowie ein Hubschrauber in Hannover (zwei Tote und 19 Verletzte) und ein Hubschrauber in Weissenburg («Kehler Bergkirchweih», zwei tote Piloten) ab. Frühere Abstürze: am 11.9.1982 stürzte ein Chinook-Hubschrauber der US-Armee während eines Flugtages in Mannheim an. Bilanz: 46 tote Soldaten; am 22.5.1983 stürzte ein Militärjet während des Flugtages auf der US-Air-Base in Frankfurt auf die Autobahn und tötete sechs Menschen. Ramstein hat gezeigt, daß die Veranstalter weder mit einem Unfall rechnen noch darauf vorbereitet sind. Dabei protestierten im Vorfeld die verschiedensten Personen und Gruppen (Initiativen, Einzelbürger, Kirchen, Parteien, Abgeordnete, Presse) gegen diesen Flugtag.

Eine ganze Reihe von Abstürzen fand nicht weit von einer chemischen Anlage, einem Munitionsdepot, einer vielbefahrenen Straße oder gar einem Atomkraftwerk statt. Laut Bundesregierung sind seit 1973 bei Abstürzen militärischer Strahlenflugzeuge 19 Absturzorte in 10–20 km, drei Absturzorte in 5–9 km und einer in 3 km Entfernung zu «kerntechnischen Anlagen» erfaßt worden. Somit fand jeder 16. militärische Absturz in der Bundesrepublik seit 1973 in einem 20-km-Radius um ein Atomkraftwerk statt! In Bayern gingen seit 1973 sechs von insgesamt 56 militärischen Abstürzen in einem 20-km-Radius um ein Atomkraftwerk nieder – beinahe jeder neunte.

Angaben zu Abstürzen in der Nähe von anderen gefährlichen Anlagen im Sinne der Störfallverordnung und Munitionsdepots wurden bis jetzt verschwiegen.

Flugzeuge kollidieren des öfteren in der Luft, wie zum Beispiel beim ersten Absturz des Jahres 1989 in Wiesmoor. Es gibt aber auch

Beinah-Zusammenstöße. Aus einer Antwort der Bundesregierung auf eine Anfrage der GRÜNEN geht hervor, daß es im bundesdeutschen Luftraum seit 1980 247 gemeldete gefährliche Begegnungen gab, an denen in 106 Fällen militärische Luftfahrzeuge beteiligt waren. Wir haben also alle vier Wochen noch mal Glück gehabt. 1988 wurden sogar einige dieser Begegnungen «offiziell»: Am 17.5. «berührten» sich zwei F-15 in der Luft bei Gütersloh. Dabei verlor eine Maschine ein 60–100 kg schweres Heckstück. Am 26.7. kollidierte ein Tornado mit einem Drachenflieger und tötete diesen, ohne selbst abzustürzen. Am 8.8. beobachtete der Bürgermeister von Oppenhausen einen Beinah-Zusammenstoß zweier Militärmaschinen über dem 703-Einwohner-Dorf.

Eine Statistik zu Notlandungen wird nicht geführt. Deshalb werden sie gewöhnlich der Öffentlichkeit nur durch Zufall bekannt. 1988 meldeten die Zeitungen für den 12.7. (Laupheim) und den 9.9. (Lehrberg) ein solches Ereignis; beide Male war ein Unfall in der Luft vorausgegangen.

Jeder Absturz hinterläßt ökologische und ökonomische Folgekosten: Quadratkilometerweise fliegen die Trümmer durch die Gegend, beschädigen Häuser und Fahrzeuge, Hochspannungsleitungen werden zerstört, es kommt zu Waldbränden und enormen Waldschneisen, das Erdreich wird durch Munition u. a. verseucht, ganze Flugzeuge sollen noch heute unbergbar (zu teuer!) in der Erde lagern. Oft ist die Feuerwehr Stunden im Einsatz. Tagelang wird das Gebiet abgeriegelt. Hinzu kommt der Verlust der Flugzeuge. Allein die abgestürzten Starfighter kosteten 1,5 Mrd. DM. Insgesamt errechnete die MÖP im Zusammenhang mit militärischen Abstürzen einen Schaden von ca. sechs Milliarden.

Besonders gefährlich wird ein Absturz durch giftige Stoffe wie z. B. Hydrazin, das sich an Bord jeder F-16 befindet, oder durch scharfe Munition. Der Absturz in Remscheid am 8.12.1988 ließ vermuten, daß die hochtoxische panzerbrechende 30-mm-Munition GAU/8-A an Bord der A-10 Thunderbolt war.

Interessant ist, daß bei alliierten Abstürzen die bundesdeutschen Behörden zunächst alle Kosten übernehmen und erst später die alliierten Streitkräfte zur Kasse bitten. Diese zahlen in der Regel allerdings nur etwa 70 Prozent der verursachten Kosten. Die Behörden der rheinland-pfälzischen Gemeinde Weselsberg stritten sich noch eine Woche nach einem Absturz einer F-16 am 23.6.1987 um 2800 Tonnen kerosinverseuchter Erde im Deponiewert von 400000 DM. Die Deponie verweigerte die Annahme, da die US-Streitkräfte noch vom letzten Absturz eine Rechnung von 1,2 Mio. DM wegen 11000 Tonnen kerosinverseuchter Erde nicht beglichen hatten.

Neben den Abstürzen ist auch der allgemeine «Schwund» von Flugzeugteilen, Zusatztanks, Munition, Werkzeugen, Verpackung und Kerosin nicht zu vernachlässigen. Hier kommt es ebenfalls zu extremen Gefährdungen von Mensch und Natur. Diese Vorfälle lassen sich bundesweit nicht erfassen und verschwinden in der lokalen Presse. So stürzten zum Beispiel am 26.6.1985 Zusatztanks in die Gemarkung der Gemeinde Wassertrüdingen. Der Bürgermeister Vogel erklärte dazu: «Wären die Tanks eine Sekunde früher niedergegangen, hätte es Geilsheim mit 650 Bürgern getroffen. Zwei Sekunden später wäre Wassertrüdingen mit 3000 Bürgern in Mitleidenschaft gezogen worden.» 1988 verzeichnen wir in unserer Statistik den Verlust einer 3 kg schweren Übungsbombe am 2.3., einen 2000-Liter-Kerosin-Tank am 28.4., eine 2 Meter lange Übungsbombe am 8.6., zwei Zusatztanks mit 630 Litern Kerosin am 12.7. sowie ein Flächentank am 26.7. Auch hier kommt es zu Folgekosten. Tanks, Bomben, Flugzeugteile müssen gesucht werden, Erde wird verseucht.

Zum Abschluß dieser kurzen Übersicht über Abstürze und ihre Folgen noch ein Blick über die Grenzen – denn weltweit stürzen militärische Flugzeuge ab. So verlor die NATO innerhalb eines Zwölf-Monate-Zeitraums bis zum 31.10.1988 mindestens 128 Flugzeuge im Gesamtwert von ca. 1,7 Milliarden DM. Einige Beispiele aus dem Jahr 1987: Am 28.7. durchschneidet ein italienischer Tiefflieger in Cortina/Italien das Zugseil einer mit 25 Personen besetzten Seilbahn. Der Jet stürzt 100 km später ab, nachdem die Piloten bereits ausgestiegen sind. Am 20.10. stürzt ein amerikanisches Kampfflugzeug des Typs A-Corsair in ein mit 170 Personen vollbesetztes Hotel in Indianapolis/USA. Ein Brand bricht aus, und neun Menschen sterben. Drei Tage später rast ein britischer Harrier 240 km ohne Piloten durch die Luft und stürzt vor der Südküste Irlands ins Meer.

Diese Liste ließe sich beliebig fortführen. Kampfjets werden abstürzen, solange sie fliegen.

Gefährdung durch Atomkraftwerke und Chemieanlagen

Zu der aktuellen Diskussion um die Gefährdung durch Abstürze auf Atomkraftwerke kam es im Zusammenhang mit den Abstürzen von Forst und Ohu. Das Militär meldete damals, daß es ein Überflugverbot für AKWs gäbe. Das stimmte aber nicht: In der Zentralen Dienstvorschrift 19/2 stand lediglich die Beschränkung, «Kernkraftwerke nach Möglichkeit nicht zu überfliegen». Die beiden Wörter «nach Möglichkeit» wurden dann wegen der öffentlichen Diskussion gestrichen – es «mußte» nun ein Seitenabstand von 150 m eingehalten werden; der Überflug war ab 500 m Höhe erlaubt. Seit dem 5.12.1988 besteht, u. a. auf Drängen des Umweltministeriums, um die bundesdeutschen Atomkraftwerke eine Sperrzone von 600 m vertikal und 1,5 km Radius. Diese Sperrzone ist jedoch recht willkürlich gewählt. Als die GRÜNEN im Bundestag danach fragten, wie hoch die Wahrscheinlichkeit eines Absturzes auf die Atomkraftwerke Neckarwestheim I und II sei und wie sie sich mit dem Höhen- bzw. Seitenabstand ändere, konnte die Bundesregierung «in diesem Detaillierungsgrad» nicht antworten.

Ein Viertel aller bundesdeutschen Atomkraftwerke ist nicht explizit gegen einen Flugzeugabsturz ausgelegt, ein weiteres Viertel bietet nur Schutz für einen Starfighter-Absturz. Der Rest ist nach Berechnungen der Betreiber für einen Phantom-Absturz ausgelegt. Auch die Gefahren durch grenznahe, im Ausland befindliche Atomkraftwerke sind nicht zu vernachlässigen: So sind die AKWs in Cattenom nicht gegen «schnellfliegende Militärflieger» gesichert.

Im einzelnen ergibt sich in der Bundesrepublik folgendes Bild:

Alle vor 1971 konzipierten Kernkraftwerke sind nicht gegen Abstürze tief- und schnellfliegender Militärflugzeuge geschützt. Diese älteren Modelle haben ein sog. «Notstandssystem»; die Steuer- und Meßanlagen befinden sich in einem Betonbunker mit bis zu 60 cm Dicke und setzen im Ernstfall ein Notkühlsystem in Gang. Eine Abschaltautomatik und eine Dauerkühlung sollen für zusätzliche Sicherheit sorgen. Zu dieser Kategorie gehören: *Philippsburg I, Obrigheim, Würgassen, Stade, Biblis A, Brunsbüttel.*

Seit Anfang der siebziger Jahre wurde im Genehmigungsverfahren für neue AKWs ein Flugzeugabsturz vorgesehen. Als Bemessungsgrundlagen für die «Mehrfachbarrieren» dienten Gewicht und Geschwindigkeit des heute ausgemusterten Starfighters F-104 mit einem maximalen Startgewicht von 14060 kg. Über einen entsprechenden Aufprallschutz verfügen die AKWs: *Hamm-Uentrop, Neckarwestheim, Ohu I, Unterweser, Biblis B.*

Seit Beginn der achtziger Jahre orientieren sich die Maßnahmen für den erhöhten Aufprallschutz an der schwereren Maschine vom Typ Phantom. Die AKWs sollen seitdem einen Aufprall von 20 Tonnen aushalten. Andere Berechnungen gehen davon aus, daß jede Stelle des Reaktorgebäudes eine senkrechte Stoßlast von 11000 Tonnen, verteilt auf einen Kreis von 11 Quadratmetern Fläche, aushalten muß. Das soll denjenigen Kräften entsprechen, die von einer im Winkel von 90 Grad auftreffenden Phantom ausgehen. Die Mehrfachbarrieren bestehen aus einem Betonmantel um das gesamte Kraftwerksgebäude in einer Stärke zwischen 1,8 und 2 Metern. Den Reaktor selbst schützt ein zweiter Betonzylinder, wobei der radioaktive Reaktorkern in einem Stahlgefäß untergebracht ist. Zu den gegen die Phantom geschützten Reaktoren gehören: *Krümmel, Mülheim-Kärlich, Grundremmingen B und C, Grohnde, Grafenrheinfeld, Brokdorf, Philippsburg II, Kalkar* (noch nicht in Betrieb).

Im Genehmigungsverfahren wird zusätzlich davon ausgegangen, daß der Treibstoff der aufprallenden Maschine ausläuft und in Brand gerät. Nicht unterstellt wird hingegen, daß die Waffenlast des Flugzeuges explodiert. Hierbei beruhigen jedoch die Fachleute aus Verteidigungs- und Forschungsministerium, daß selbst Abstürze von Atombombern bislang ungefährlich gewesen seien, da «nicht scharf gemachte Waffen auch in solchen Situationen nicht explodieren».

Woher will man wissen, was ein «Phantom-sicheres Kernkraftwerk» ist? Nach Angaben der Bundeswehr seien simulierte Tests erfolgreich verlaufen. Im ehemaligen Heißdampfreaktor Großwelzheim bei Kahl kann man mit einem eingebauten «Riesenrüttler» das gesamte Gebäude zum Wanken bringen und so auch die bei einem Flugzeugaufprall entstehenden schnellen und harten Erschütterungen nachahmen. In der Bundeswehr-Erprobungsstelle 91 in Meppen werden – mit Geldern aus dem Bundesforschungsministerium – Beton-Containments mit Stahlrohren beschossen, die den Aufprall eines Kampfflugzeuges simulieren.

Was passiert, wenn ein Militärflugzeug auf andere Atomanlagen abstürzt?

Das Zwischenlager für abgebrannte Atomstäbe in Gorleben gilt nach Auskunft des Bundesumweltministeriums als «ausreichend sicher», die inzwischen stillgelegte NUKEM-Anlage in Hanau sei dagegen gegen einen Flugzeugabsturz nicht gesichert. Das neue Produktionsgebäude NUKEM II soll dagegen – nach Auskunft eines Firmensprechers – so gebaut werden, daß es auch im Falle des Aufschlages eines Flugzeuges sicher sei. Die Produktionsanlagen der RBU in Hanau sind nicht absturzsicher; das bei RBU verarbeitete Uran biete, so ein Firmensprecher, ein niedrigeres Gefährdungspotential als Plutonium.

Welchen Wert offizielle Aussagen haben, läßt sich drastisch am Beispiel des baden-württembergischen Atomkraftwerkes Philippsburg I demonstrieren:

- Bundesumweltminister Töpfer (CDU) schloß ein Absturzrisiko für Kernkraftwerke in einem Rundfunkinterview mit dem Saarländischen Rundfunk grundsätzlich aus;
- nach Auffassung des baden-württembergischen Umweltministeriums könnte Philippsburg I nur dem Aufprall eines Starfighters standhalten;
- Töpfers eigenes Umweltministerium in einer Pressemitteilung: Philippsburg I sei nicht einmal gegen einen Starfighter-Absturz gesichert...

Chemische (Groß-)Anlagen, Munitionsdepots, Tanklager etc. können ähnliche Betonhüllen, wie sie die Atomkraftwerke schützen sollen, nicht aufweisen.

Die GRÜNEN im Bundestag brachten bereits im September 1986 den Antrag auf ein Überflugverbot über chemische und atomare Anlagen in den Deutschen Bundestag ein. Dies bekräftigten sie im Januar 1989 mit einem erneuten Antrag auf eine Sperrzone mit einem 5-km-Radius. Auch der Städte- und Gemeindebund forderte am 8.11.1988 ein Überflugverbot dieser Anlagen. Bis jetzt tat sich von seiten der Regierung jedoch nichts. Auch die Forderung der Stadt Mannheim nach einem Überflugverbot des Großraumes Mannheim/Ludwigshafen, u. a. wegen des Großchemiewerkes BASF, wurde abgelehnt. Dort sind mehrere Betriebe angesiedelt, die mit hochgiftigen und krebserregenden Stoffen arbeiten. Dies würde bei einem Absturz «zu Katastrophen ungeheuren Ausmaßes führen» – so der Bürgermeister der Stadt in einem Antrag.

Am 22.12.1988 beschloß der Betriebsrat der BASF AG in einer Resolution, gegen die Überflüge des Werksgeländes zu klagen. Hintergrund: einen Tag vor der Katastrophe in Remscheid flogen drei Düsenjäger in Formation in ca. 100 m Höhe (!) über Produktionsanlagen im nördlichen Werksteil der BASF. Bei Beobachtern bestand der Eindruck, so die Gewerkschafter, «daß die Piloten eindeutig Angriffsflüge auf Ziele der BASF simulierten».

6.1. Varrelbusch (LK Cloppenburg)
Hubschrauber Bell-UH-1 (BRD) berührt beim Landeanflug den Boden und überschlägt sich. Beide Piloten verletzt.
18.2. Iggelbach (LK Bad Dürkheim)
Phantom-II (USA) stürzt im Pfälzerwald ab. Beide Piloten konnten rechtzeitig abspringen. Eine Waldschneise von ca. 250 qm entsteht.
2.3. Norddeutschland
Tornado (GB) verliert 3 kg schwere Übungsbombe; Absturzort unbekannt. Die offiziell bekanntgegebene Route: Mönchengladbach–Nordhorn–Cloppenburg–Bremen–Bremerhaven–Oldenburg–Mönchengladbach.
7.3. Bitburg
Mohawk (USA): beim Aufsetzen auf der Air-Base-Landebahn bricht das rechte Fahrgestell ab. Beide Besatzungsmitglieder unverletzt.
10.3. Hollenbach
Hubschrauber Alouette-II (BRD) stürzt beim 10-m-Tiefflug ab; beide Piloten schwer verletzt.
30.3. Landshut-Reichersdorf
Mirage (Fra) stürzt nach einem Luftkampf in unmittelbarer Nähe der Atomkraftwerke Ohu und Niederaichbach ab. Pilot tot.
31.3. Forst (LK Karlsruhe)
F-16 (USA) stürzt in ein Wohngebiet. Pilot und ein Rentner tot. Mehrere Häuser abgerissen.
5.4. Ochsenwang/Bissingen (LK Esslingen)
Hubschrauber Bell (USA) streift Baumwipfel und stürzt ab. Beide Piloten tot.
18.4. Hermeskeil (Rheinl.-Pfalz)
F-16 (USA) stürzt 500 m vom Ortsrand und 200 m von einem Munitionsdepot ab. Der Pilot kann abspringen.
28.4. Schmitten (Hessen)
Hubschrauber (USA) wirft einen 2000-Liter-Tank Kerosin auf eine Wiese zwischen den Ortsteilen Hunoldsthal und Brombach, «um einen Absturz zu vermeiden». Kanister zerbricht, Kerosin sickert ins Erdreich.
6.5. Hannover
Hubschrauber Chinook (GB) stürzt während der Internationalen

Luft- und Raumfahrtausstellung (ILA) ab. 2 Tote, ein Dutzend Verletzte und Sachschaden in Millionenhöhe.

10.5. Bersenbrück (LK Osnabrück)

Tornado (GB) stürzt während einer Luftkampfübung unmittelbar neben die Ortschaft Bersenbrück. Beide Piloten tot. Stromleitungen abgerissen, Dächer z. T. abgedeckt, eine 2 km lange Bresche im Wald.

17.5. Gütersloh

Zwei F-15 (USA) berühren sich in der Luft; dabei verliert eine Maschine ein 60–100 kg schweres Heck-Stück. Wenige Minuten zuvor: Fast-Zusammenstoß zweier Mirage (Fra) an der gleichen Stelle.

20.5.88 Gütersloh

Harrier (GB)-Senkrechtstarter stürzt beim Landeanflug auf ein Feld; Pilot tot. Trümmer treffen eine nahe gelegene Scheune.

24.5. Bitburg

Zwei F-15 (USA) berühren sich in der Luft; dabei verlieren sie «kleine Flugzeugteile und Teile einer Übungsrakete», bevor sie landen können.

29.5. Weissenburg (Bayern)

Hubschrauber (BRD) stürzt während eines Flugtages («Kehler Bergkirchweih») südlich von Nürnberg ab und explodiert ca. 150 Meter von einer Menschenmenge entfernt. Beide Piloten tot.

7.6. Marienfeld (LK Gütersloh)

Mirage (Fra) stürzt ab, nachdem sie ein Kabel einer Überlandleitung berührt hatte. Pilot kann sich per Schleudersitz retten. Danach sei – so die Lokalpresse – die führerlose Maschine «mindestens zwei Kilometer lang» durch die Luft «gesegelt» und dann in 20 Meter Entfernung neben einer vielbefahrenen Straße auf einem Acker «sanft» zu Boden gegangen.

8.6. Retterath (Rheinl.-Pfalz)

Tornado (BRD) verliert während des NATO-Manövers «Central Enterprise» eine 2 m lange Übungsbombe («Dummy») unmittelbar neben einem Wohnhaus.

9.6. Hittistetten (LK Neu-Ulm)

Hubschrauber Bell (USA) streift Stromleitung und stürzt 60 Meter neben der Autobahn ab. 3 Soldaten tot.

14.6. Holzhausen (LK Bad Tölz-Wolfratshausen)

Hubschrauber (USA) berührt die Wasseroberfläche des Starnberger Sees und geht unter. 1 Toter, 1 Schwerverletzter.

15.6. Coesfeld
Phantom (BRD) stürzt in ein Waldstück. Beide Piloten tot.
29.6. Marxzell-Burbach (LK Karlsruhe)
F-16 (USA) stürzt nach Berührung mit einem Begleitflugzeug gleichen Typs (nach Luftkampfübung) in ein Waldstück. Pilot kann vorher abspringen.
29.6. Bodenheim/Nackenheim (b. Mainz)
Zwei F-16 (USA) kollidieren in der Luft und stürzen in der Nähe von Häusern ab. 1 Pilot tot, 1 Pilot verletzt.
1.7. Großkoppel (Plön)
Zieldarstellungsflugzeug Bronco (BRD) stürzt in ein Wohnhaus. Pilot tot, eine Hausbewohnerin schwer verletzt.
3.7. Garmisch-Partenkirchen
Hubschrauber Bell-UH-1-D (BRD) stürzt im Wettersteingebirge ab. 4 Soldaten und 5 mitfliegende Zivilisten tot. Einer der Piloten unter Alkoholverdacht.
5.7. Ahlerstedt (LK Stade)
Phantom-Aufklärer (BRD) stürzt 20 km vom AKW Stade entfernt «auf freies Feld». Beide Piloten springen vorher ab. Das BMVg ordnet daraufhin an, daß ab jetzt an jeder der 75 Aufklärungs-Phantoms vor dem Start eine «Sichtkontrolle an einem bestimmten Teil des Flugzeuges» stattzufinden habe.
12.7. Laupheim (BaWü)
Alpha-Jet (BRD) wirft nach Triebwerksausfall – nach Vogelschlag – zwei Zusatztanks mit 630 Litern Kerosin ab.
26.7. Eggenfelden (LK Rottal-Inn)
Tornado (BRD) kollidiert mit einem «Ultra-Leichtflugzeug», tötet einen Drachenflieger und verliert einen «Flächentank». Nach Angaben der Staatsanwaltschaft Landshut sind vier Drachenflieger im gleichen Luftraum wie vier Tornados geflogen, die zur «Vorbereitung auf einen Großflugtag» unterwegs waren.
8.8. Oppenhausen (LK Rhein-Hunsrück)
Der Bürgermeister beobachtet einen Beinahe-Zusammenstoß zweier Kampfflugzeuge über dem 703-Einwohner-Ort; zwei weitere Maschinen seien an dem Tiefflug-Manöver beteiligt gewesen.
8.8. Speichersdorf (Bayern)
Ehemaliges Kampfflugzeug stürzt bei einem Kunstflug in ein Mehrfamilienhaus. Pilot tot, zwei Hausbewohner verletzt.

18.8. Gütersloh
Harrier (GB) stürzt führerlos neben Häusern in eine kleine Waldung.
28.8. Ramstein
Drei Aeromacchi-MB-339 A (Ita) verwüsten die Ramstein Air Base während eines Flugtages. 3 tote Piloten, 67 tote Zuschauer, viele Schwerverletzte.
29.8. Baumholder
F-16 (USA) trainieren – einen Tag nach Ramstein – Bombenabwürfe auf den Bundeswehr-Truppenübungsplatz. Eine Bombe detoniert zwei Kilometer vom Ziel entfernt, am Rand des Übungsplatzes und in der Nähe von Arbeitern.
2.9. Langeoog (Nordsee)
Tornado (BRD) stürzt in die Nordsee. Beide Piloten tot.
7.9. Wildbad (LK Calw)
Jaguar (GB) berührt eine Hochspannungsleitung und stürzt direkt neben der Bundesstraße 294 ab. Pilot tot. 300 Schüler einer Sportveranstaltung waren Zeuge und gerieten z. T. in Panik. «Weiträumige Stromunterbrechung» im Nordschwarzwald.
9.9. Lehrberg (Bayern)
Hubschrauber (USA) muß nach dem Versuch, eine Hochspannungsleitung zu unterfliegen, schwerbeschädigt notlanden.
10.9. Bad Mergentheim
Hubschrauber Bell-OH-58 (USA) stürzt nach Kollision mit einer Hochspannungsleitung ab. Beide Piloten schwer verletzt. Die Rettungsmannschaft holte sich Stromschläge.
13.9.88 Erlangen
Hubschrauber Cobra (USA) streift Hochspannungsleitung; zeitweiser Stromausfall.
16.9. Ellenberg (Ostalbkreis)
Hubschrauber Bell-OH-58 (USA) stürzt nach Baumwipfelberührung ab. 1 Soldat tot, 1 Schwerverletzter.
17.9. Felsberg-Altenbrunslar (Hessen)
Hubschrauber (Bel) gerät in eine 20000-Volt-Leitung und stürzt aus 10 Metern ab. Keine Verletzten.
20.9. Markt Nordheim (Bayern)
Hubschrauber (USA) kappt 3 Freileitungen; Stromausfall.

22.9. Hoher Meißner (Hessen)
Hubschrauber (Bel) stürzt ab; vier Soldaten verletzt.
13.10. Hahn (Rheinl.-Pfalz)
F-16 (USA) stürzt beim Landeanflug auf die Air Base auf das Flughafengebäude; ein «kleiner Brand» kann gelöscht werden.
18.10. Polle (LK Holzminden)
Phantom (GB) stürzt ab. Beide Piloten springen vorher ab und werden verletzt. Es entsteht ein kleiner Waldbrand. Alles – wie so oft – neben einem Wohngebiet.
6.12. Ramstein
F-16 (USA) geht bei der Landung zu Bruch. Pilot bleibt unverletzt.
8.12. Remscheid
Thunderbolt-A-10 (USA) stürzt auf dem Weg zum Tiefstflug auf die Stockder Straße. 1 Pilot und 5 Zivilisten tot, viele Verletzte. Mehrere Häuser brennen ab oder müssen abgerissen werden.

... und die Piloten?

Moderne Kampfflugzeuge, die extrem schnell und wendig sind, bergen eine Gefahr für die Piloten, die für manchen bereits tödlich endete. Beim Hochziehen oder in Steilstkurven entstehen derart hohe Fliehkräfte, daß der Blutdruck in Augenhöhe auf nahe Null sinkt. Über Grey-out (alles grau sehen), einer Sehfeldeinengung und Blackout (alles schwarz vor den Augen bei vorhandenem Bewußtsein) kann es bis zur totalen Bewußtlosigkeit kommen, die bis zu 25 Sekunden andauern kann. Körperzuckungen und Desorientiertheit können sich anschließen. Bei Geschwindigkeiten zwischen 800 und 900 km/h werden in diesem Zeitraum fast sieben Kilometer zurückgelegt.

Bei älteren Flugzeugtypen traten die hohen Beschleunigungskräfte relativ langsam auf, so daß der Pilot Zeit hatte, auf die Warnsymptome einer bevorstehenden Bewußtlosigkeit zu reagieren. Bei Anzeichen eines Grey-out konnte er das Flugverhalten so verändern, daß seine körperlichen Funktionen erhalben blieben und er in der Lage war, den Kampfbomber zu führen. Die wendigen Jäger, wie z. B. die F-16 oder der Tornado, erreichen die Beschleunigungskräfte weit schneller, überfordern den menschlichen Warnmechanismus, und es kommt leicht zu einer schlagartigen Bewußtlosigkeit (G-loc). Sie wird durch eine Blutverschiebung aus dem Gehirn in die unteren Körperregionen ausgelöst. Das Herz ist dann nicht mehr in der Lage, genügend Blut in den Kopf zu pumpen, und die Sauerstoffreserven werden in wenigen Sekunden aufgebraucht.

Die Anfälligkeit des Menschen gegen die hohen Beschleunigungskräfte ist seit langem bekannt, und es werden die unterschiedlichsten Versuche unternommen, Abhilfe dagegen zu schaffen. An erster Stelle stehen die sogenannten Anti-G-Anzüge. In eine Überhose sind Gummiblasen eingearbeitet, die ab etwa 2,5 G, also der zweieinhalbfachen Erdanziehungskraft, automatisch aufgeblasen werden. Durch den dabei entstehenden Druck soll verhindert werden, daß das Blut vom Oberkörper in die unteren Extremitäten abfließt. Auch die Sitzlage des Piloten soll den Beschleunigungskräften soweit wie möglich entgegenwirken. Die Notwendigkeit, eine freie Sicht im Luftkampf zu gewährleisten, und Probleme beim Ausschuß des Schleudersitzes setzen hier jedoch enge Grenzen.

Einem Bericht der amerikanischen Fachzeitschrift *Aviation-Week* zufolge sind die Möglichkeiten der traditionellen Ingenieurtechnik zur Reduzierung der Beschleunigungswirkungen ausgeschöpft. Aus diesem Grunde prüfen Mediziner eine Reihe von Wegen, um die Belastungsgrenze hinauszuschieben, einschließlich des Gebrauchs von Medikamenten. Es ist nur ein schmaler Grat zwischen der Benutzung von Medikamenten, die die Besatzung den Stress besser überstehen lassen, und solchen, die ihre psychische Einsatzbereitschaft verändern.

Am Flugmedizinischen Institut der Luftwaffe in Fürstenfeldbruck laufen mehrere Versuche, um die Piloten widerstandsfähiger zu machen. Mittels körperlicher Anspannung und bestimmter Atemtechniken soll der Pilot selbst dafür sorgen, daß eine Minimalversorgung des Gehirns und der Augen mit Sauerstoff aufrechterhalten bleibt. Mit gezieltem Training, mit Hilfe von Kraftmaschinen und Hanteln wird versucht, die Arm- und Beinmuskulatur sowie die Bauch- und Rükkenmuskeln zu stärken. Gebraucht werden die Muskeln für sogenannte Anti-G-Manöver, bei denen sie während der hohen G-Belastungen angespannt werden, um das Blut in den Kopf zu drücken. Selbst durchtrainierte Piloten können die Anti-G-Manöver kaum länger als eine Minute optimal durchführen.

Der Fliegerarzt Dr. med. Krumpa stellt sich den idealen Piloten so vor: «Der optimale Jet-Pilot sollte daher relativ klein sein, mit kurzen Beinen und einem geringen Abstand zwischen Herz und Gehirn. Ein muskulöser Körperbau ist ebenfalls von Vorteil.» Wie unschwer zu erkennen ist, sind die Grenzen der menschlichen Leistungsfähigkeit längst überschritten. Die neuen Kampfflugzeuge brauchen einen neuen Menschen. Die Flugzeuge werden nicht am Menschen orientiert, sondern die Menschen werden den Maschinen angepaßt. Gelingt das nicht, so stürzen führerlose Kampfbomber auf eine wehrlose Bevölkerung, im Cockpit ein bewußtloser Pilot.

Amerikanische Untersuchungen haben ergeben, daß 80 Prozent der Abstürze auf «menschliches Versagen» zurückzuführen sind, 10 Prozent auf Umwelteinflüsse und 10 Prozent auf technische Mängel. Ein Beweis mehr dafür, daß militärische Übungsflüge, sei es im Tiefflugbereich oder in größeren Höhen, unverantwortlich sind.

Aus dem Bericht eines Tornado-Piloten:

Wir fliegen ein Gerät, das den Steuerzahler 60 Millionen Mark pro Stück kostet. Es ist vollgestopft mit Funk- und Navigationsgeräten, elektronischen Waffensystemen, Radarschirmen, Anzeigentafeln und Hunderten von Schaltern. Alles wird von einer hochsensiblen Elektronik gesteuert. Wir sind gedrillt, in Sekundenbruchteilen, bei einer Geschwindigkeit von 820 km/h und in Höhen von 70 bis 250 Metern über der Erde, lebenswichtige Entscheidungen zu treffen. Wir müssen während eines Fluges 29 verschiedene Systeme auswendig beherrschen und kontrollieren. Damit sind wir, speziell bei Nachtflug-, Luftkampf- und Angriffsübungen, an der Grenze menschlichen Leistungsvermögens angelangt.

Das Flugzeug ist besser, es hält mehr aus als sein Pilot. Der schafft es manchmal nicht mehr, und dann kracht es: So ließ bei einem Scheinangriff ein Kamerad den Steuerknüppel los. Er war überzeugt, er steige steil nach oben. Doch das Gegenteil war der Fall, er raste kopfüber im gleichen Winkel nach unten. Aber er merkte es nicht. Die dreifache Erdbeschleunigung hatte seinen Gleichgewichtssinn genarrt.

Ein einziges Instrument hätte ihn retten können. Nur einige Sekunden lang vergaß er draufzuschauen. Als der Waffensystemoffizier (WSO) hinter ihm, also sein Bordschütze, den Fehler bemerkte, war es zu spät. Beide starben im nächsten Augenblick.

In einem anderen Fall merkte der Pilot, daß ein wichtiges Radargerät nicht angeschaltet war. Flugzeugführer und WSO suchten derart angespannt und konzentriert nach dem vermeintlichen Fehler im elektronischen System, daß sie das Horn überhörten – die Warnung vor unmittelbarer Bodennähe. Sekunden später waren sie tot. Der Untersuchungsbericht sagt lapidar: menschliches Versagen.

Keiner der Verantwortlichen in der Luftwaffe fragt aber: Warum haben die Piloten versagt?

Vater Staat zahlt uns für den Job ein Spottgehalt. Wenn ein Tornado-Pilot nach fünfjähriger Ausbildung zum erstenmal ins Cockpit klettert, verdient er mit knapp 3000 Mark brutto weniger als der Zivil-Fahrer, der ihn zum Flugzeug bringt. Mit 41 Jahren gehört er schon zum alten Eisen. Seine Pension ist niedriger als in allen anderen NATO-Luftwaffen. Viele unserer ausgeschiedenen Kameraden verdienen sich als Versicherungsvertreter ein Zubrot. Unter solchen Bedingungen bekommt man keine hochqualifizierten und motivierten jungen Leute.

Nun wollen einige Politiker uns bis zum 45. Lebensjahr weiterfliegen lassen. Da werden noch mehr am Knopf für den Schleudersitz ziehen und «das Flugzeug dem Steuerzahler zurückgeben», wie wir zynisch zu einem Absturz sagen. Langjährige amerikanische Untersuchungen haben nämlich längst erwiesen, daß die Unfallwahrscheinlichkeit bei Kampfpiloten über 40 Jahren stark ansteigt.

Quelle: Stern, 15. Dezember 1988

Mit der zunehmenden Bewegung gegen Tiefflüge gerieten auch die Piloten der Kampfjets in öffentliche Kritik. Für erboste lärmgeplagte Menschen wurden sie zu Luftrowdys mit einer Mischung von Abenteuertum und Machoverhalten. Der *Spiegel* schrieb, daß das Verhalten der Todespiloten von Remscheid «durch verqueres Machotum und die Top-Gun-Aggressionen, die die Air Force ihren Piloten einbleut», herbeigeführt wurde.

Andere, ausgesprochen irrationale Verhaltensweisen werden in vielen Militär-Artikeln über diese Elite beschworen. Als der Starfighter außer Dienst gestellt wurde, reihte sich eine Lebensweisheit der Piloten an die andere.

«Doch die Männer haben ihren Starfighter geliebt.»

«Fast alle Männer haben ein ausgeprägtes emotionales Verhältnis zu diesem Düsenjäger.»

«Die Alten, die den Starfighter überlebt haben, blickten manchmal leicht verächtlich auf die Jungen, die den Tornado pilotieren: Eine computerisierte Kampfmaschine, ein Zweisitzer mit zwei Triebwerken.»

Auch General Steinhoff, kürzlich gefragt als Flugtag-Experte, äußerte sich: «Natürlich lieben Starfighter-Piloten (...) das Ding. Der Starfighter ist eine Primadonna – gut behandelt und gestreichelt hervorragend. Aber wenn man einen Fehler macht, ist man leider tot!» Nebenbei bemerkt: Die Bundesluftwaffe verlor von den 917 georderten Kampfjets 269 durch Absturz. Allein 110 Piloten fanden dabei den Tod, von den Opfern der Zivilbevölkerung ganz zu schweigen.

Verständlich, daß jetzt die Piloten massiv an die Öffentlichkeit gehen. Ihr Ruf ist mehr als schlecht, und sie fühlen sich zu Unrecht angegriffen. In letzter Zeit ließen Piloten etwa in Zeitungsanzeigen ihrem Ärger freien Lauf: Sie «schämen» sich «für jene Mitbürger, die nicht gewillt sind, ein kleines Opfer zu bringen für die Möglichkeit, in Frieden und Freiheit zu leben» und «vor den Witwen und Waisen, deren Männer und Väter in Erfüllung des politischen Auftrages für unser aller Frieden und Freiheit ihr Leben gaben».

Andere beklagen das Verhalten der Politiker: «Daß sich ‹Betroffene an der Basis› selbst zur Wehr setzen müssen, um einer Verunglimpfung eines gesamten Berufsstandes in den Medien und der Öffentlichkeit entgegenzutreten, ist beschämend», so mehrere Piloten in einer von ihnen verfaßten «Studie».

Allerdings ist es mehr als übertrieben, den organisierten Tieffluggegnern zu unterstellen, sie hätten eine Diffamierungskampagne gegen die Piloten gestartet. Sätze wie: «Sie schlagen die Piloten und meinen die Verteidigung» sind eher eine propagandistische Diffamierung des wachsenden Protests, als daß sie sich auf Realität berufen könnten.

150 Piloten, so der Sprecher der «Gemeinschaft der Besatzungen strahlgetriebener Kampfflugzeuge», Karlheinz Reichenwallner, im Januar 1989, tragen sich mit «Ausstiegsgedanken». Sie wollen nicht länger die Sündenböcke sein. Auch die Bezahlung wird bemängelt. Zudem sehen sich die Piloten teilweise als «Söldnertruppe», da die Politiker nun verstärkt den Tiefflug ins Ausland auslagern wollen.

Der Bundeswehrverband, die Berufsorganisation der Soldaten, in der auch ein Großteil der Piloten organisiert ist, rechnete im Dezember 1988 sogar mit der Kündigung von 200 Piloten. Noch weit mehr, insgesamt 500, haben sich in einer Massenpetition an den Deutschen Bundestag gewandt, um auf ihre angespannte soziale Situation aufmerksam zu machen.

Der Bundesregierung waren bis zum 21. November 1988 allerdings nur vier Anträge von Strahlflugzeugführern auf Entlassung bekannt. Zum gleichen Zeitpunkt hatten aber bereits 47 Offiziere der Luftwaffe eine Anfrage zu den Entlassungsmöglichkeiten an die Abteilung Personal gerichtet. Das Ziel der Bundesregierung in dieser heiklen Situation: «Verlorengegangenes Vertrauen muß schnellstmöglich zurückgewonnen werden.»

Von dieser Ankündigung fühlen sich allerdings auch die organisierten Tieffluggegner angesprochen: Bereits am 29. Mai 1988 forderten sie auf ihrem fünften bundesweiten Koordinationstreffen in Drochtersen (Niedersachsen) alle Piloten zur Verweigerung ihres Dienstes auf – im Sinne «vertrauensbildender Maßnahmen».

«Reduzierung» ist kein Ausweg
Die politische Debatte

Entzerrung

In der politischen Diskussion um Reduktionsmöglichkeiten des Tieffluges nimmt der Begriff «Entzerrung» immer größeren Raum ein. Darunter sind drei Varianten zu verstehen:

- die Verkleinerung der Grenzabstandszone nach Osten und damit Vergrößerung des Tieffluggebietes;
- ein «Rotationsmodell», nach dem das gesamte Tieffluggebiet der BRD in 49 75-m-Areas aufgeteilt werden soll, von denen jeweils sieben pro Monat «aktiviert» würden;
- die Beibehaltung der jetzigen 75-m-Areas sowie der 150-m-Gebiete, jedoch eine «gleichwertige» Aufteilung der täglichen Tiefflüge durch Computer-Steuerung.

Wie sehen die einzelnen Vorschläge aus, welche politischen Chancen haben sie?

Entlang den Grenzen zur DDR und zur ČSSR liegt die sogenannte «Air Defense Identification Zone»/ADIZ (= Luftverteidigungs-Identifizierungszone). Die ADIZ, auf der Hardthöhe «Flugüberwachungszone» genannt, ist zwischen 25 und 35 km breit und soll von Tieffliegern und anderen Flugzeugen freigehalten werden, damit die eigene Luftabwehr nicht verunsichert wird: Es müsse gesichert sein, daß «von Osten einfliegende Flugzeuge dort (in der ADIZ) entsprechend früh genug» erfaßt werden können, «um für die Lufterkennung und Luftabwehr genügend Zeit für einzuleitende Maßnahmen zu erhalten».

Der Bundesverkehrsminister verspricht sich eine «wirtschaftliche Intensivierung» der Grenzgebiete zur DDR in Schleswig-Holstein und Niedersachsen, wenn die ADIZ «gegen Osten verschoben» werde. Das Verteidigungsministerium hat dem Kollegen inzwischen eine Verkleinerung der ADIZ zugesagt. Die Gebiete, die aus der Sperrzone herausgenommen werden, könnten dann prinzipiell auch als Tieffluggebiet genutzt werden. Kann also jetzt östlich von Hamburg tief geflogen werden? Noch nicht. «Die Erschließung bedeutet jedoch nicht», so das BMVg, «daß dort auch sofort mit dem militärischen Tiefflug begonnen werden könnte.»

So ganz geheuer ist den Militärs der Gedanke, näher an der Grenze zum Osten zu fliegen, ohnehin nicht. Seit Anfang 1989 soll eine Untersuchung des Luftwaffen-Inspekteurs vorliegen, die unter dem Gesichtspunkt der «militärpolitischen Implikationen» den Tiefflug in Grenznähe beurteilt. Ein «‹Heranklappen› an die Grenze zur DDR» wird darin als sehr problematisch beurteilt, weil «ein Überfliegen dieser Grenze ... in jedem Fall zu vermeiden» sei. Zudem hat es den Anschein, daß der bundesdeutschen Entscheidungsfreiheit hier enge Grenzen gesetzt sind. Das Verteidigungsministerium mußte eingestehen, daß in dieser Zone «bestimmte Rechte der Ausübung an die Alliierten abgegeben worden» seien.

Favorisiert wird auf der Hardthöhe das Rotationsmodell («wechselweise Nutzung»), mit dem sich die Länderregierungen allerdings gar nicht anfreunden können. Bereits vor zwei Jahren lehnten sie einen entsprechenden Vorstoß des damaligen Verteidigungsministers Manfred Wörner (CDU) einhellig ab. Das Verteidigungsministerium bezeichnet das Rotationsmodell «immer noch als die (am) gerechtesten erscheinende Lösung», unvorhersehbar sei jedoch gewesen, «daß Widerstand in diesem Ausmaß von allen Fraktionen gegen das vorgeschlagene Modell aufkommen würde». Gegenüber Abgeordneten des Verteidigungsausschusses wiesen die Bonner Militärbürokraten vorsorglich darauf hin, daß eine Rotationsregelung nach der geltenden Rechtslage durchaus auch ohne Zustimmung der Bundesländer durchgesetzt werden könne.

Ob die Rotation eingeführt wird, will Verteidigungsminister Scholz gleichwohl noch mit den Länder-Ministerpräsidenten besprechen. Das dahinter stehende Konzept einer «Lärmgerechtigkeit» kann gerade diejenigen CDU-regierten Länder nicht beeindrucken, die noch keine 75-m-Areas haben und die sich deshalb neue Proteste einhandeln würden: Baden-Württemberg und Rheinland-Pfalz. Abschrekkendes Beispiel ist Bayern, dessen Ministerpräsident F. J. Strauß 1987 eine empfindliche Niederlage einstecken mußte: In Bayern sollte, quasi als Probelauf, die Area 7 durch zwei weitere 75-m-Gebiete ergänzt und damit ein landesweites Rotationsmodell eingeführt werden. Nach einem sprunghaften Anstieg von Protesten auch innerhalb der CSU wurde das Landesmodell still beerdigt.

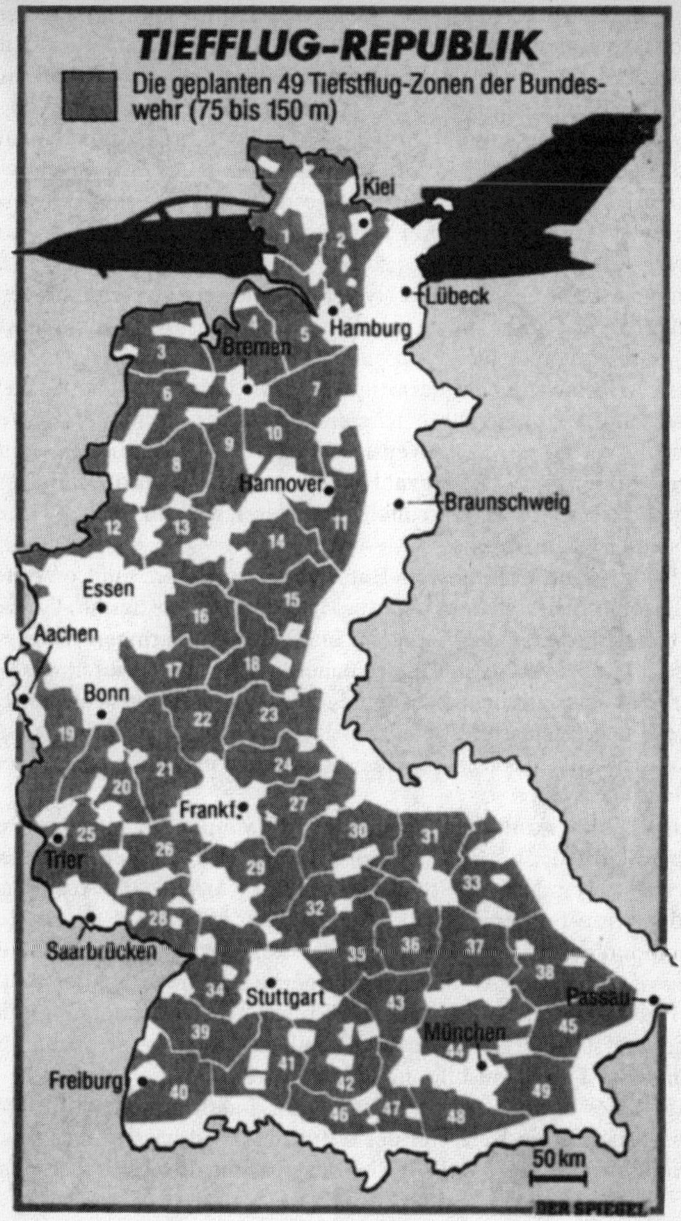
TIEFFLUG-REPUBLIK
Die geplanten 49 Tiefstflug-Zonen der Bundeswehr (75 bis 150 m)
Kiel
Lübeck
Hamburg
Bremen
Hannover
Braunschweig
Essen
Aachen
Bonn
Frankf.
Trier
Saarbrücken
Stuttgart
Passau
München
Freiburg
50 km
DER SPIEGEL

Auf unerwarteten Widerstand sind die Rotationsbefürworter beim Bundesgesundheitsamt gestoßen. «Aus gesundheitlichen Gründen», so BGA-Vertreter Prof. Ising vor dem Unterausschuß «Militärischer Fluglärm/Truppenübungsplätze», müsse ein Rotationssystem abgelehnt werden. Die von ihm in Bayern durchgeführte Vorstudie habe ergeben, daß ein Großteil der «Risikokinder» (d. h. derjenigen Kinder, die möglicherweise «bleibende gesundheitliche Schäden» durch Tieffluglärm erleiden könnten) aus Familien stamme, die erst vor ein bis zwei Jahren in die Area 7 gezogen seien. Deren Eltern reagierten, so Ising, auf den Fluglärm mit Hysterie und unterstützten damit «eine psychiatrische Fehlentwicklung der Kinder». Der BGA-Experte weiter: «Familien hingegen, die bereits in derartigen Gebieten wohnten, wissen, daß nicht gleich derartige Schäden auftreten. Diese Eltern trösten und beruhigen ihre Kinder, was diesen helfe.» Bei einem Rotationsverfahren, d. h. Neuschaffung von 42 weiteren Tiefflug-75-m-Areas, müßte «die Anzahl der Risikofälle überproportional ansteigen», da die Kinder dort ähnlich reagieren würden wie neu Hinzugezogene in einer Area.

Die aktuellste Version von «Entzerrung» stützt sich auf Computer: Diese sollen sicherstellen, daß die Militärpiloten bestimmte Gebiete nicht übermäßig belasten, sondern im Sinne der «Lärmgerechtigkeit» auch die anderen Gebiete heimsuchen. Inwieweit dadurch die Gesamtbelastung sinken und so womöglich die «Akzeptanz» bei der Bevölkerung steigen soll, ist ein Rätsel. Zur Zeit ist diese Lösung noch Zukunftsmusik; das EDV-System könnte erst in ein paar Jahren einsatzbereit sein.

Ein Lieblingskind der Politiker ist der Simulator. Aber auch ein Problemkind, denn kein Simulator kann Realität ersetzen. Man stelle sich vor – so ein Kampfpilot durchaus glaubwürdig –, die Ausbildung für den Auto-Führerschein finde nicht mehr auf der Straße, sondern im Simulator statt. Die Schweißperlen kommen erst hinterm Steuer eines richtigen Autos, und die richtigen Reaktionen können erst in der Praxis erlernt werden. In dieser Frage ist dem Verteidigungsministerium tatsächlich zuzustimmen: Simulatoren sind keine Lösung. Sie können die Tiefflugausbildung nicht ersetzen.

Auf einer Anhörung der SPD-Bund-Länder-Konferenz in Homburg bezifferte ein Vertreter der Ottobrunner Industrieanlagen- und Betriebsgesellschaft (IABG) den gegenwärtigen technischen Stand realitätsnaher Simulatortechnik auf 70 Prozent. Die *FAZ* vermeldet ergänzend, daß in Bonn gerade erst Angebote von Firmen für qualitativ hochwertige Simulatoren vorliegen, ohne daß heute bereits an einen Produktionstermin zu denken sei.

Im Tiefflug-Unterausschuß des Bundestages zeigten sich die Militärexperten aufgeschlossen gegenüber der Simulator-Technik (weil diese u. a. «umweltfreundlich» sei), wobei «Voraussetzung hierfür jedoch die Beibehaltung des gegenwärtigen Flugstundenaufkommens sei». Auf den «tatsächlichen Einsatz könnte jedoch nicht verzichtet werden». Das BMVg führte «Erfahrungen der Amerikaner» zur Beweisführung an, wonach diese zunächst geglaubt hätten, durch Simulatoren Flugstunden einsparen zu können; jedoch habe sich «im Hinblick auf die Unfallsituation herausgestellt, daß diese Erwartung nicht eingetroffen wäre». Jetzt sei der Trend bei der US-Air Force «umgekehrt», Simulatoren würden zwar genutzt, auf den «tatsächlichen Einsatz könnte jedoch nicht verzichtet werden».

Die technische Weiterentwicklung von Simulatoren und die Forderung nach Ausweitung der Simulator-Ausbildung haben nichts anderes als eine Qualifizierung für die Angriffsfähigkeit zum Ziel. Simulatoren sind Instrumente, mit denen sich die reale Tiefflugausbildung ergänzen und perfektionieren läßt, abschaffen jedoch nicht.

Verlagerung ins Ausland

Wenn in der laufenden Tiefflug-Debatte Lösungsmöglichkeiten diskutiert werden, dann steht auch die weitere Verlagerung von der Bundesrepublik ins Ausland ganz oben an. Die Generallinie in der Argumentation: die Bundesrepublik ist dicht besiedelt, jahrelang haben die Alliierten die freizügigen Bestimmungen der BRD weidlich ausgenutzt, jetzt sei es an der Zeit, Tiefflüge in «menschenleeren» Gebieten im Ausland – oder über dem Meer – durchzuführen.

Ein Ausland, in dem es keine oder kaum Menschen gibt, wo «unsere» Piloten weiterhin fliegen können, ohne irgend jemandem zu schaden: eine verlockende Perspektive für ein ruhebedürftiges Gewissen. Ließe sich nicht so die als militärische Notwendigkeit empfundene Tieffliegerei weiter aufrechterhalten, ohne daß die Bundesbürger weiter belastet werden? In der Zwickmühle zwischen Militär und Bevölkerung garnieren vor allem SPD-Vertreter ihre neu erstrittene Position «Abschaffung des Tieffluges!» gern mit dem Hinweis, es gebe ja genügend Übungsmöglichkeiten im Ausland. Ganz forsche Sozialdemokraten hängen dem biblischen «Auge-um-Auge»-Prinzip an und wollen den NATO-Nachbarn ähnlich freizügige Tiefflugbestimmungen wie in der BRD aufdrücken.

Dieses Verständnis von «Lärmgerechtigkeit» geht allerdings an der Wirklichkeit vorbei; denn das Ausland, das hier gemeint ist, ist keineswegs menschenleer. Man will anderen zumuten, was man selbst nicht mehr ertragen möchte. Zudem erweist sich die Verlagerung auch aus ganz praktischen Gründen als undurchführbar:

– Lange Auslandsaufenthalte (etwa drei Monate pro Jahr), die zunehmende berufliche Disqualifizierung in der Öffentlichkeit («Luftrowdies») und eine relativ geringe Besoldung («der Fahrer, der mich zum Jet bringt, verdient mehr als ich») haben bei den Piloten der Bundesluftwaffe zu massiver Unzufriedenheit und zu Kündigungsdrohungen geführt. Deshalb ist eine «signifikante Erhöhung» des Ausland-Anteils, so das BMVg, «mit Rücksicht auf die bereits derzeit extrem hohe Belastung der Soldaten und ihrer Familien durch hohe Abwesenheitsraten nicht möglich». Die Piloten könne man nicht, so Verteidigungsminister Scholz, «generell von ihren Angehörigen trennen, sie zum Üben in das Ausland schicken und im Bedarfsfall zurückholen».

– Die westlichen NATO-Nachbarn scheinen wenig Interesse an weiterem Tiefflug-Import aus der Bundesrepublik zu haben. Lediglich das geplante NATO-«Tactical Leadership Program» in Belgien würde es der Bundesluftwaffe ermöglichen, etwa weitere 1000 Tiefflugstunden auszulagern. Daß dies voreilig von Minister Scholz bekanntgemacht wurde, hat in Belgien zu tiefer Verärgerung geführt. Weitere NATO-Staaten sind, bis auf Kanada und die Türkei, nicht bereit, verstärkt deutschen Tieffluglärm aufzunehmen.

– Die Militärs zeigen durchaus Realitätssinn, wenn sie sich auch grundsätzlich gegen weitere Verlagerungen ins Ausland aussprechen. Wer am Tiefflug als militärischer Option festhält, muß das Einsatz-«Theatre» in Mitteleuropa kennen und deshalb unter Bedingungen üben, die denen des möglichen Einsatzgebietes jenseits des Eisernen Vorhangs vergleichbar sind. Was nützt ein Training über Wüstengebieten, über der kanadischen Tundra oder über dem Meer, wenn im militärischen Ernstfall Flugplätze und Eisenbahnlinien in der DDR, Polen, der ČSSR und der Sowjetunion zerstört werden müßten? «Die Topographie des Einsatzgebietes kennenlernen» – heißt nicht umsonst einer der Begründungen für den Tiefflug.

Obwohl die Bundesregierung dies alles weiß, hat sie im Januar 1989 vollmundig ein 1,5-Milliarden-DM-Programm «zur Reduzierung des Tieffluglärms» angekündigt. Dieses Programm besteht aus dem bundesdeutschen Kostenanteil für das geplante NATO-Tiefflug-Zentrum (Kanada oder Türkei), einem finanziellen Ausgleichsprogramm für die Piloten im Auslandseinsatz sowie aus Forschungsmitteln für qualitativ verbesserte Simulatoren. Auswirkungen für die Tiefflug-Situation in der Bundesrepublik selbst sind frühestens 1995 zu erwarten, wenn das Trainingszentrum fertig sein soll. Und bedenkt man die Ausführungen des kommandierenden NATO- und US-Air-Force-Generals William Kirk (vgl. S. 42) so ist selbst dies mehr als fraglich.

Das gesamte 1,5-Milliarden-Programm ist Makulatur, bevor es überhaupt in Gang gesetzt werden kann. Das Versprechen an die bundesdeutsche Bevölkerung, durch weitere Auslandsverlagerung die Tiefflugbelastung reduzieren zu können, grenzt an einen Betrugsversuch. Und zudem: selbst eine – denkbare – weitere Auslandsverlagerung der Bundesluftwaffe hätte kaum eine entlastende Wirkung, solange die NATO-Alliierten in der Bundesrepublik weiterhin nach Gutdünken fliegen können.

Anhebung der Mindestflughöhe

Landauf, landab ist auch die Forderung nach Anhebung der Mindestflughöhe für Militärflugzeuge ein beliebter Diskussionspunkt. Versucht wird damit die Quadratur des Kreises: Tiefflug soll es weiterhin geben, aber nur eben höher als bislang. Die Initiative ging von der SPD aus; auf ihrem Nürnberger Programmparteitag 1986 wurde u. a. eine Anhebung der Mindesthöhe auf 300 Meter gefordert. Entsprechende Beschlüsse wurden in mehreren Landtagen beantragt und verabschiedet. Doch der angestrebte Kompromiß zwischen lärmgeplagter Bevölkerung und der vorgeblichen militärischen Notwendigkeit von Tiefflügen muß scheitern. Erstere kann zu Recht darauf verweisen, daß auch bei einer Flughöhe von 300 Metern die Lärmbelästigung nach wie vor unakzeptabel ist. Und die Militärs wehren sich mit Händen und Füßen gegen eine Anhebung der Mindestflughöhe: man könne einem Weitspringer den Absprungbalken nicht 10 Meter vorverlegen, so daß er die Grube nicht mehr trifft. Oder in der offiziellen Version des Bundesverteidigungsministers:

«Eine Anhebung der Mindestflughöhen würde die Kampfleistungsfähigkeit der fliegenden Verbände in einem solchen Maße herabsetzen, daß die Auftragserfüllung ernsthaft gefährdet wäre.» Eine Veränderung der Tiefflughöhen «nach oben ist somit aus Einsatzgründen für die Streitkräfte nicht akzeptabel». Und weiter: «Flüge in 300 m Höhe stellten keinen Tiefflug im Sinne des Einsatzauftrages dar.»

Schon die heutigen Bestimmungen über die zulässigen Flughöhen sind nach Ansicht des Verteidigungsministeriums aus militärischer Sicht unbefriedigend. So sei auch bei 150-m-Flügen «Tiefflug ohnehin nur bedingt möglich». Solche Flüge könnten «nur im Sinne einer aufbauenden Ausbildung in Richtung auf einsatzgerechte Flüge mit 540 kn/h [= ca. 1000 km/h] in 100 Fuß (30 m) Höhe gesehen werden». Bei 75-m-Flügen sei die «Durchsetzungsfähigkeit... zeitlich und auch räumlich nur sehr eingeschränkt gegeben». Da fragt sich mancher, warum überhaupt noch über der Bundesrepublik tiefgeflogen wird.

Nach militärischem Kalkül müssen Kampfflugzeuge so tief wie irgend möglich «üben». Denn dort würde im «Ernstfall» auch ihr Einsatzgebiet liegen. Einen Tiefflug, der militärisch «sinnvoll» und gleichzeitig für die Bevölkerung nicht belastend sein soll, kann es daher nicht geben. Man muß sich schon entscheiden, wessen Interessen man hier vertreten will: die der Militärstrategen, die im Rahmen ihres «Verteidigungs»-Konzepts den Tiefflug nach wie vor für unverzichtbar erklären, oder die der betroffenen Bevölkerung.

Rechtsgrundlagen – und wie man sie verändern kann

Tiefflug in der Bundesrepublik findet nicht auf Grund eines eigenen Gesetzes statt. Er basiert auf der fragwürdigen Nutzung von Ausnahmeregelungen im bundesdeutschen Luftverkehrsrecht und bedurfte bisher keiner ausdrücklichen Genehmigung einer zivilen Behörde oder eines Ministeriums. Als die Rechtsgrundlagen erlassen wurden, mit denen der Tiefflug heute legitimiert wird, konnte der Gesetzgeber diese Art von Flügen, ihre Häufigkeit und die davon ausgehende Belastung noch nicht einmal erahnen. Für die Militärs ist der Tiefflug trotzdem nie die Ausnahme gewesen, sondern der Regelfall, eine gesetzliche Grauzone, die sich in ihrer Definitionshoheit befindet. So ist es auch nicht verwunderlich, daß sie an einer speziellen rechtlichen Erlaubnis für Tiefflüge bis heute kein Interesse haben. Sie fliegen auch ohne.

Wie in allen militärischen Rechtsfragen in der Bundesrepublik muß auch beim Tiefflug zwischen dem bundesdeutschen und dem alliierten Militär unterschieden werden. Die Rechtsgrundlage für die Durchführung militärischer Tiefflüge der Bundesluftwaffe ist nach Meinung der Bundesregierung mit Artikel 87a des Grundgesetzes in Verbindung mit dem § 30 des Luftverkehrsgesetzes (LuftVG) gegeben. Der Artikel 87a des Grundgesetzes regelt die Aufstellung, Stärke und Aufgabe der Streitkräfte und wurde 1956 in das Grundgesetz eingefügt. § 30 Luftverkehrsgesetz enthält die Sonderbestimmungen des Luftverkehrsrechts für das Militär, den Bundesgrenzschutz und die Polizei. Gemäß Absatz 1 dürfen die Bundeswehr und die auf Grund völkerrechtlicher Verträge in der Bundesrepublik Deutschland stationierten Truppen von einzelnen Vorschriften des Gesetzes und den zu seiner Durchführung erlassenen Vorschriften abweichen, «soweit dies zur Erfüllung ihrer besonderen Aufgaben unter Berücksichtigung der öffentlichen Sicherheit oder Ordnung erforderlich ist».

Der Tiefflug ist eine Abweichung von diesen Vorschriften, denn im rechtlichen Sinne bedeutet er die Unterschreitung der Mindestflughöhe in der Bundesrepublik, welche im § 6 Abs. 1 der Luftverkehrsordnung mit 150 m bzw. 300 m über Städten, anderen dichtbesiedelten Gebieten und Menschenansammlungen festgelegt wurde. Weil die Bundeswehr im Grundgesetz steht und weil sie gemäß § 30 des Luftverkehrsgesetzes von den (Durchführungs-)Vorschriften dieses

Gesetzes unter definierten Bedingungen abweichen kann, darf also die Luftwaffe offiziell über der Bundesrepublik den Tiefflug üben – allerdings nur, «soweit dies... erforderlich ist».

Unverständlich ist, warum von der Bundesregierung nicht auch das Bundesleistungsgesetz als Rechtsgrundlage für den Tiefflug benannt wird. Dieses Gesetz regelt u. a. die Entschädigung und Durchführungsfragen bei Manövern der Bundeswehr. Es wurde am 19.10.1956 als Nachfolger des Reichsleistungsgesetzes erlassen. Dort heißt es in § 68 Abs. 3: «Grundstücke dürfen in geringerer als der sonst zulässigen Höhe überflogen werden, soweit die Bedingungen für die Durchführung dies ausdrücklich gestatten.» Auch hiermit ließe sich der Tiefflug offiziell legitimieren.

Das Verwaltungsgericht Darmstadt hat im Oktober 1988 das erste Urteil zum Tieffluglärm gesprochen und den bundesdeutschen Militärs enge Grenzen gesetzt: In Friedenszeiten dürfen demnach militärische Flugbewegungen nur noch in einer Höhe von 300 Metern erfolgen, da das Gericht nicht davon überzeugt war, daß Tiefflüge unter 300 Metern «zur Aufrechterhaltung der Verteidigungsfähigkeit zwingend erforderlich» sind. Das Gericht betonte, daß die Ausnahmevorschriften des § 30 LuftVG eng auszulegen seien. Die Definitionshoheit der Militärs, das diese Ausnahmeregelungen bisher nach Belieben für seine Zwecke nutzte, wurde damit in diesem Punkt das erste Mal hinterfragt (Az.: 827/81 – Kreis Darmstadt-Dieburg/2305/82 – Privatmann). Über die Berufung ist noch nicht entschieden.

Die Rechtsstellung der ausländischen Streitkräfte in der Bundesrepublik wird im NATO-Truppenstatut und im NATO-Truppenstatut-Zusatzabkommen geregelt. Der Beitritt der Bundesrepublik in die NATO wurde zwar in einer Entschließung vom 5.10.1955 vom NATO-Rat gebilligt, danach gab es aber noch Verhandlungen über die Vereinbarungen in bezug auf die in der Bundesrepublik stationierten ausländischen NATO-Streitkräfte. Sie fanden unter großem Zeitdruck statt. Am 3. August 1959 wurde das Zusatzabkommen zu dem Abkommen zwischen den Parteien des Nordatlantikvertrages über die Rechtsstellung ihrer Truppen hinsichtlich der in der Bundesrepublik Deutschland stationierten ausländischen Truppen unterzeichnet. Dieses Abkommen trat zusammen mit dem Abkommen zwischen den Parteien des Nordatlantikvertrages vom 19. Juni 1951 über die Rechtsstellung ihrer Truppen hinsichtlich der in der Bundesrepublik Deutschland stationierten ausländischen Truppen unterzeichnet. Dieses Abkommen trat zusammen mit dem Abkommen zwischen den Parteien des Nordatlantikvertrages vom 19. 6. 1951 über die Rechtsstellung ihrer Truppen (NATO-Truppenstatut) am 1. 7. 1963 in Kraft und löste damit u. a. den Truppenvertrag ab.

Die NATO-Alliierten haben gemäß Artikel 46 Abs. 1 des Zusatzabkommen zum NATO-Truppenstatut (ZA-NTS) das Recht, «Manöver und andere Übungen im Luftraum in dem Umfang durchzuführen, der zur Erfüllung ihrer Verteidigungsaufgabe erforderlich ist». Für die Ausübung dieses Rechts gelten grundsätzlich «die deutschen Vorschriften über die Benutzung des Luftraums». Die Verwaltungszuständigkeiten auf Grund des Luftverkehrsgesetzes werden für den Dienstbereich der Bundeswehr und der NATO-Alliierten «durch Dienststellen der Bundeswehr nach Bestimmungen des Bundesministers der Verteidigung wahrgenommen». Artikel 57 Abs. 3 ZA-NTS lautet: «Die deutschen Verkehrsvorschriften gelten für eine Truppe, ein ziviles Gefolge, ihre Mitglieder und für Angehörige, soweit nicht in diesem Abkommen etwas anderes bestimmt wird.»

Auch für die NATO-Streitkräfte in der Bundesrepublik gilt also ausdrücklich deutsches Recht, es gelten die gleichen Mindestflughöhen und Mindestabstände. Durch die entsprechenden Artikel im ZA-NTS ist ein direkter Bezug zum LuftVG (insb. § 30 Abs. 1) und dem BLG (insb. § 68 Abs. 3) gegeben. Somit hat der alliierte Tiefflug seine Legitimation innerhalb der gleichen Gesetzesvorschriften wie der bundesdeutsche Tiefflug.

Nach Meinung der Bundesregierung aber wird der Tiefflug der alliierten Streitkräfte speziell in Artikel 46 Absatz 3 ZA-NTS geregelt: «Die Behörden einer Truppe und die deutschen Behörden vereinbaren Gebiete, die in geringerer als der sonst zulässigen Höhe überflogen werden können.» Bis jetzt wurde aber nichts über solche Abkommen bekannt. Man muß davon ausgehen, daß es sich hier um rein informelle, nicht schriftlich fixierte Vereinbarungen handelt. Demnach greift Artikel 46 Absatz 3 ZA-NTS als Rechtsgrundlage für den alliierten Tiefflug nicht.

Als der damalige parlamentarische Staatssekretär Peter Kurt Würzbach nach der Absturz-Katastrophe in Remscheid im Dezember 1988 spontan einen Tiefflugstopp verkündete, galt dies zunächst nur für die Bundesluftwaffe. Alle anderen Streitkräfte wurden per Telex über ihre Botschaften in der Bundesrepublik Deutschland gebeten, sich diesem Beschluß anzuschließen. Bei dieser Maßnahme wurde verstärkt die Frage nach der bundesdeutschen Souveränität gestellt. Wäre einfach weitergeflogen worden, was dann? (Es wurde teilweise!) Der Bundesminister der Verteidigung kann *seiner* Luftwaffe jederzeit das Fliegen verbieten. Dennoch besteht aber das bundesdeutsche Recht weiter. Es bleibt die Mindestflughöhe von 150 bzw. 300 m (§ 6 LuftVO), es bleiben die generellen Ausnahmeregelungen in § 30 Abs. 1 LuftVG und § 68 Abs. 3 BLG. Die Alliierten könnten also munter weiterfliegen, da sie ja, wie oben ausgeführt, sich nur an die bundesdeutschen Rechtsvorschriften zu halten haben. Daß sie sich nach Würzbachs Tiefflugstopp zurückgehalten haben, ist allein ihrer Sorge um eine negative Wirkung in der bundesdeutschen Öffentlichkeit geschuldet.

Es geht also an der Sache vorbei, wenn z. B. das SPD-Präsidiumsmitglied Frau Wieczorek-Zeul am 29. 12. 1988 eine Kündigung des Zusatzabkommens zum NATO-Truppenstatut forderte, um damit abzusichern, «daß auf dem Boden der Bundesrepublik nach geltendem deutschen Recht verfahren werden müsse». Denn das geschieht bereits. Außerdem würde im Falle einer Kündigung das alte Recht gemäß Unterzeichnungsprotokoll zum Artikel 19 NATO-Truppenstatut bis zur gemeinsam verfaßten Änderung fortgelten.

In Tiefflugfragen hilft nur eine Änderung des § 30 des Luftverkehrsgesetzes und des § 68 Bundesleistungsgesetz. Auch die Mindestflughöhe in der Luftverkehrsordnung sollte generell auf 450 m angehoben werden. Daran müßten sich dann auch die Alliierten halten.

Darüber hinaus muß natürlich auch mit den NATO-Alliierten verhandelt werden, insbesondere wenn sie auf den Artikel 46 Abs. 3 zurückgreifen wollen. Eine Kündigung des Zusatz-Abkommens aber ist nur sinnvoll – wenn auch politisch kaum durchsetzbar –, wenn zuvor auch bundesdeutsches Recht geändert wird.

Eine konsensfähigere Variante wäre allerdings noch die Überprüfung des Artikel 46 ZA-NTS gemäß Artikel 82 (c) (ii) ZA-NTS. Dort heißt es: «(Dieses Abkommen wird überprüft) jederzeit auf Antrag einer Vertragspartei hinsichtlich einer oder mehrerer Bestimmungen, wenn ihre weitere Anwendung nach Auffassung dieser Partei für sie besonders belastend oder unzumutbar sein würde.» Konsequenz solcher Überprüfungs-Verhandlungen könnte auch der politische Verzicht auf den Tiefflug sein.

Halten wir fest: Tiefflug findet ohne gewollten Auftrag des Gesetzgebers in der Bundesrepublik statt. Er ist nur durch gesetzliche Ausnahmeregelungen definiert, die der Gesetzgeber nicht für den Tiefflug, wie er heute praktiziert wird, vorgesehen hat bzw. vorsehen konnte. Notwendig ist die Änderung der oben genannten bundesdeutschen Rechtsgrundlagen, die für die NATO-Alliierten ebenso gelten wie für die Bundesluftwaffe.

Vom Darmstädter Verwaltungsgericht wurde die Nutzung dieser Rechtsgrundlagen bereits in Zweifel gezogen. Auf der Basis dieses Urteils hat die Bundeskoordination der Tieffluggegner im Januar 1989 in einer «Anzeigen-Kampagne» die Unterschreitung der Sicherheitsmindestflughöhe gem. § 6 Abs. 1 LuftVO bei den zuständigen Luftfahrtbehörden gemeldet. An jedem Tag, an dem militärischer Tiefflug durch Hubschrauber oder Strahlflugzeuge stattfanden, wurden sämtliche Piloten und stellvertretend der Verteidigungsminister Scholz wegen Verstoß gegen die Luftverkehrsgesetze angezeigt.

Rechtsgrundlagen auf einen Blick

Artikel 87 a Absatz 1 Grundgesetz:
«Der Bund stellt Streitkräfte zur Verteidigung auf. Ihre zahlenmäßige Stärke und die Grundzüge ihrer Organisation müssen sich aus dem Haushaltsplan ergeben.»
§ 30 Absatz 1 Luftverkehrsgesetz:
«Die Bundeswehr (...) sowie die auf Grund völkerrechtlicher Verträge in der Bundesrepublik stationierten Truppen dürfen von den Vorschriften des Ersten Abschnitts dieses Gesetzes (...) und den zu seiner Durchführung erlassenen Vorschriften abweichen, soweit dies zur Erfüllung ihrer besonderen Aufgaben unter Berücksichtigung der öffentlichen Sicherheit und Ordnung erforderlich ist.»
§ 6 Absatz 1 Luftverkehrsordnung:
«Die Sicherheitsmindesthöhe darf nur unterschritten werden,

soweit es bei Start und Landung notwendig ist. Sicherheitsmindesthöhe ist die Höhe, bei der weder eine unnötige Lärmbelästigung im Sinne des § 1 Abs. 2 noch im Falle einer Notlandung eine unnötige Gefährdung von Personen und Sachen zu befürchten ist, mindestens jedoch über Städten, anderen dichtbesiedelten Gebieten und Menschenansammlungen eine Höhe von 300 Metern (1000 Fuß) über dem höchsten Hindernis in einem Umkreis von 600 Metern, in allen übrigen Fällen eine Höhe von 150 Metern (500 Fuß) über Grund oder Wasser.»

§ 68 Absatz 3 Bundesleistungsgesetz:
«Grundstücke dürfen in geringerer als der sonst zulässigen Höhe überflogen werden, soweit die Bedingungen für die Durchführung der Manöver dies ausdrücklich gestatten.»

Artikel 46 Absatz 1 NATO-Truppenstatut-Zusatzabkommen:
«Eine Truppe hat das Recht, Manöver und andere Übungen im Luftraum in dem Umfang durchzuführen, der zur Erfüllung ihrer Verteidigungsaufgabe erforderlich ist (...). Für die Ausübung dieses Rechtes gelten (...) die deutschen Vorschriften über die Benutzung des Luftraumes (...).»

Artikel 46 Absatz 3 NATO-Truppenstatut-Zusatzabkommen:
«Die Behörden einer Truppe und die deutschen Behörden vereinbaren Gebiete, die in geringerer als der sonst zulässigen Höhe überflogen werden können.»

Artikel 57 Absatz 3 NATO-Truppenstatut-Zusatzabkommen:
«Die deutschen Verkehrsvorschriften gelten für eine Truppe, ein ziviles Gefolge, ihre Mitglieder und für Angehörige (...).»

«Ruhe am Himmel und Frieden auf Erden» – Der Widerstand

Protest in der Provinz – Widerstand in der Area 7

von Bruno Frey, Mitglied des «Bürgerprotests gegen Tiefflieger» in Wemding/Bayern

Wemding, eine kleine, mittelalterliche Stadt in Bayern. Ich stehe am Marktplatz mit seinen barocken Bürgerhäusern und dem Marienbrunnen in der Mitte, aus dem wie eh und je das Wasser sprudelt. Ruhig und idyllisch ist es hier, ganz so wie es sich die vielen tausend Urlauber vorstellen, die jedes Jahr zur Erholung zu uns kommen. Die Oktobersonne scheint auf mich und mein kleines Töchterchen, das ich im Tragetuch spazierentrage.

Die Kleine wird unruhig, die Tauben, die gerade noch eifrig Körner vom Kopfsteinpflaster pickten, fliegen in einem Schwarm rauschend davon. Ein paar Mütter mit Kleinkindern richten besorgt den Blick zum Himmel.

TIEFFLUG!

Donnernd und krachend brechen zwei Tornados über die Idylle herein. Flughöhe 80 m? Für unser Städtchen gilt die Wiener Konvention zum Schutz vor Zerstörung im Kriege. An jedem Altstadteingang ist ein weiß-blaues Schild angebracht. Ob das die Militärpiloten wissen? Ob sie die winzigen Schilder von da oben sehen können? Mein Kind hat seinen Kopf fest an meine Brust gedrückt. Schützend halte ich meinen Arm um es, und versuche gleichsam gedanklich, mir die Ohren zuzuhalten.

Ich wohne in der Area 7. Damit muß man sich abfinden!? Das war schon immer so – zumindest schon seit zig Jahren. Wie lange, das weiß keiner genau. Und wie lange wird das noch so bleiben? Achselzucken, wen ich auch frage.

Inzwischen sind die beiden Jets zurückgekommen, nur zwei Minuten Pause haben sie uns gegönnt. Ein dritter taucht auf und scheint die beiden anderen zu jagen, die über der Stadt ihre Kreise ziehen. Es donnert – ohne Wolken, ohne Gewitter. Plötzlich heult eine Sirene auf, erst lang, dann aufundabschwellend. Alarm! Lebe ich im Krieg? Ach nein, es ist ja nur Probealarm. Im Ernstfall soll man den Schutzraum aufsuchen, steht im Amtsboten.

Bei dem Krach hat es keinen Sinn spazierenzugehen. Ich bin wütend. So geht es doch nicht weiter. Warum unternimmt denn der Bürgermeister nichts? Ich erkundige mich. Vor Jahren seien schon einmal Tausende von Unterschriften gesammelt worden. Nicht nur hier bei uns, auch in anderen Orten. Der Bürgermeister hat sich auch schon in Bonn beschwert – ohne Erfolg.

Ich rufe ein paar Leute an; man muß doch irgend etwas tun! Einige versprechen mitzumachen – bei der Gründung einer BI gegen Tiefflugkrach. Plakate werden geklebt, die Presse informiert, und ein paar Tage später findet die erste Versammlung statt.

Es ist Sonntag, der 13. Oktober 1984. Um 20 Uhr ist der Saal schon völlig überfüllt. An diesem Abend darf sich jeder Luft machen. Jeder weiß etwas darüber zu erzählen, wie es ihm oder ihr gegangen ist; wie es ist, wenn die Tiefflieger kommen. Wut und Verbitterung, Ohnmacht und Resignation sprechen aus den Berichten der Menschen. Daß er das Gesicht des Piloten gesehen habe, erzählt einer, und eine Hausfrau, daß sie im Sommer den Schmutz der Abgase von den Gartenmöbeln abwischen müsse. Und die Kinder erst, die sich doch überhaupt nicht wehren können!

Die BI wird an diesem Abend noch nicht gegründet. Erst kommen noch die Kämpfe um die Vorherrschaft zwischen den Parteienvertretern. Die CSU mahnt zur Vorsicht – «die sind doch gegen die NATO»! Die SPD will den Tiefflug verlagern, der soll jetzt mal woanders hin! Die Grünen wollen ihn ganz abschaffen und gleich das Zusatzabkommen zum NATO-Truppenstatut kündigen. Auf unseren nächsten Versammlungen bleiben die CSU-Anhänger weg, die der SPD schwinden allmählich. Fast ein Jahr wird es noch dauern, bis wir eine richtige Initiative auf die Beine bringen – in der Anhänger aller politischen Richtungen vertreten sind.

Einige Zeit nach unserem ersten Treffen bekomme ich Kontakt zu einer Initiative im Raum Dinkelsbühl. Die haben sogar schon eine Broschüre erstellt. Als sie bei der nächsten Zusammenkunft verkauft werden soll, geht das recht schleppend. Da fällt mir ein Mann auf, der

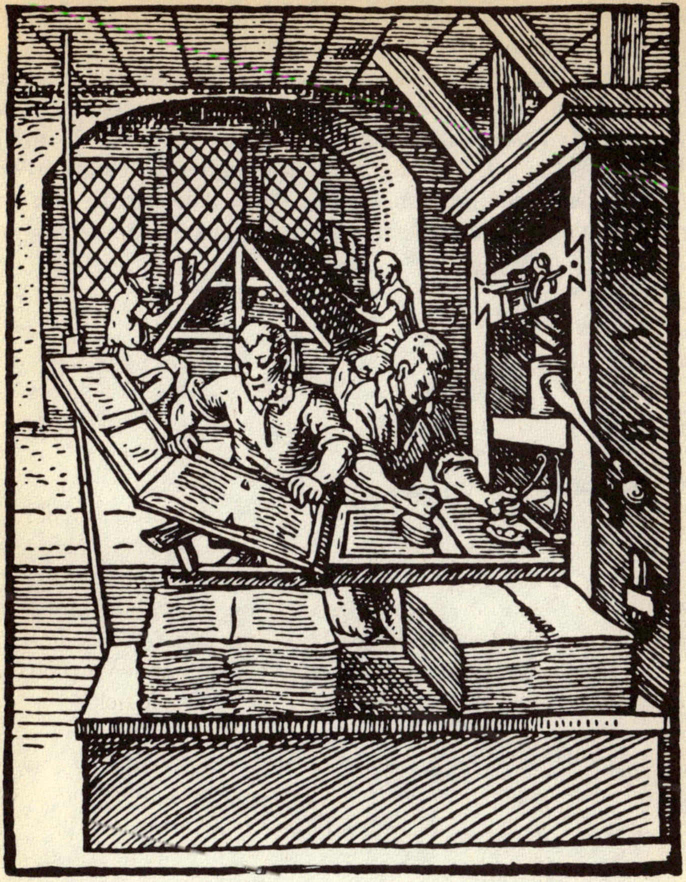

Die Bücher kosten nur noch
ein Fünftel ihres früheren Preises . . .

50 Hefte in fünf Minuten an den «Mann» bringt: Christoph Bornebusch, Mitte Dreißig – ein gestandenes Mannsbild, wie die Lokalpresse nach Jahren schreibt, als er von ihr zum Mann des Jahres gewählt wird. Ein Glücksfall. Ohne Christophs Mut, Geschick, Witz, Humor und Tatkraft wären viele Artikel, Meldungen und Veröffentlichungen, die in den letzten Jahren über den Tiefflug und seine Folgen berichteten, nie erschienen.

Am 28. September 1985 wird in Wemding der gemeinnützige Verein «Bürgerprotest gegen Tiefflieger e. V.» gegründet. Sein Ziel ist klar: Abschaffung des Tiefflugs «hier und anderswo». Die erste Vorsitzende des Vereins, Monika Dollinger, stimmt das Bürgerlied an: «Ob wir rote, gelbe Kragen... tun wir, tun wir was dazu.» Die Stimmung ist gut. Regionalgruppen in der Area 7 gründen sich in Dinkelsbühl / Wassertrüdingen, Weißenburg / Gunzenhausen, Treuchtlingen, Oettingen / Wemding / Nördlingen. Jeden Monat wird an einem anderen Ort der Area ein Informationsabend abgehalten. Die Mitgliederzahl steigt.

Doch immer wieder gilt es auch Frust zu überstehen. Manche Aktiven geben auf, weil der Gegner zu übermächtig scheint. Im Winter ziehen sich viele aus der Initiative zurück, denn dann machen die Tiefflieger – weitgehend – Pause. Aber stets von neuem rafft sich der harte Kern wieder zu Aktionen auf: das jährliche Fest am Hesselberg, Informationsstände bei Jahrmärkten, Beschallungsaktionen beim Bezirksverteidigungskommando in Ansbach, beim Ministerbesuch in Nördlingen, beim Strauß-Besuch in Dinkelsbühl, bei Gauweilers Katastrophenübung, beim Ostermarsch in Eichstätt, beim Wasserwerk in Bonn. Und immer wieder Beschwerdeanrufe bei Hauptmann Homölle, der schließlich ganz entnervt ins Krankenhaus kommt und versetzt wird. Er hat lange durchgehalten.

Der Protest gegen den Tiefflug wird breiter – unaufhaltsam. Luftballons werden gefüllt und steigen an langer Leine fast auf Tiefflughöhe. Zur Dokumentation des Lärms werden Lärmmeßgeräte angeschafft, die an verschiedenen Orten der Area aufgestellt werden. Presse, Rundfunk und Fernsehen interessieren sich für uns. Fast jeden Tag ist über Tiefflug und unsere Aktionen in der regionalen, aber auch in der überregionalen Presse etwas zu lesen. Schließlich gründet sich auch eine konservative «Interessengemeinschaft zur Minderung des Tieffluglärms» in der Area 7. Es ist ein Zusammenschluß von Bürgermeistern. Nach anfänglichen Berührungsängsten gibt es trotz unterschiedlicher Zielsetzung punktuelle Zusammenarbeit. CSU-Politiker wie der Oettinger Bürgermeister Raidel helfen bei der Finanzierung eines Lärmmeßgerätes, andere CSU-Bürgermeister schließen sich an. Die Einrichtung eines Landesbüros der bayrischen Tieffluggegner wird von allen Parteien unterstützt.

Derweil dreht sich unter dem Druck der öffentlichen Meinung in Bonn und München, das «Bürgerberuhigungskarussell»: 49er-Modell, weitere Areas, Aufhebung der Areas, Verlagerung der Areas, Verlagerung ins Ausland, Simulatoren, Skyguard, Reduzierung, Untersuchungen, Prüfungen...

Seit Jahr und Tag das gleiche Geschwätz. Sogar von Mittagspause und Feierabendruhe war die Rede! Unser Erfolg?

In der BI ist jetzt besonders die Oettinger Gruppe aktiv. In einer eiskalten Januarnacht fahren Christoph Bornebusch und Klaus Zerkowski von Oettingen über 150 km mit den Traktor nach München, um den Abgeordneten Tieffluglärm vorzuführen. Doch das Beschallungsgerät ist eingefroren. Dafür ist aber das Echo in Presse, Rundfunk und Fernsehen riesengroß. Bornebusch als Vorsitzender der BI ist jetzt überall gefragt. Er reist durch ganz Bayern, hält Vorträge, wird eingeladen von Politikern und Verbänden – vom Bund Naturschutz bis zur Katholischen Landjugend. In ganz Bayern bilden sich regionale Anti-Tieffluggruppen. Im April 1988 wird der Bayerische Landesverband der Tieffluggegner gegründet.

1988 – ein besonderes Tiefflugjahr: so laut, so unbarmherzig haben die Jetpiloten schon lange nicht mehr zugeschlagen. Ohu, Karlsruhe, Ramstein, Remscheid, das waren die spektakulären Abstürze. Bei uns in der Area aber war die Lärmhölle.

Die BI erhält neuen Zulauf. Schließlich kommt gar der Unterausschuß des Verteidigungsausschusses zur Untersuchung des Tieffluglärms zu uns. Es ist deprimierend! Die Vertreter von CDU/CSU und FDP halten Tiefflüge für den Auftrag des Wählers. Eine unglaubliche Arroganz. Die SPD weiß nicht so recht, nur die GRÜNEN stehen ganz auf unserer Seite.

Vielen in der BI ist allmählich klargeworden, in all der Zeit, daß Tiefflug etwas anderes ist als der Bau einer Umgehungsstraße, gegen oder für die man kämpft, und wo die Entscheidung am Ende ein Gericht trifft. Nein, Tiefflug findet in einem rechtsfreien Raum statt!

Niemand weiß, wer wo fliegt. Eine persönliche Verantwortung gibt es nicht. Die Piloten kennt niemand, die Hardthöhe sagt, die Alliierten waren's, wir sollen uns die Flugzeugkennzeichen merken. Die Alliierten schweigen. Der Verteidigungsminister meint, das sei NATO-Sache. Die Alliierten werden gebeten, die deutschen Gesetze und Vorschriften einzuhalten. Wir sind ein besetztes Land.

Die Arbeit in der BI übersteigt allmählich die Kräfte der ehrenamtlich Aktiven. Inzwischen haben wir 500 Mitglieder. Wir brauchen eine bezahlte Kraft und ein zentrales Büro für unseren Kampf. Der Ökofonds der GRÜNEN hilft uns mit 10000,– DM. Anfang 1989 ist es soweit. Das erste Anti-Tiefflug-Büro in Bayern wird in Oettingen eröffnet.

Was hat sich in all den Jahren geändert?

Mein Töchterchen ist inzwischen schon ein Vorschulkind. Aber immer noch hält es sich die Ohren zu, wenn die Tauben plötzlich auffliegen, die Katze hinterm Haus sich in eine Ecke verkriecht, die Mütter mit Kleinkindern besorgt zum Himmel schauen, weil wieder ein, zwei, drei Todesmaschinen über unsere Köpfe donnern, um den Profit der Rüstungsmonopole und die Machtgier der Militärs und ihrer Freunde in den Regierungsetagen zu verteidigen.

Unser Kampf geht in die nächste Runde.

Das ABC des Widerstands – Aktionsvorschläge

Anfragen
Anfragen an Gemeinde-, Stadt- oder Landräte zur Thematik können interessante Antworten ergeben und sind ein geeignetes Mittel zur Öffentlichkeitsarbeit. Von der «Offenlegung der Katastrophenschutzpläne für Flugzeugabstürze» bis hin zu «Atomtransporten durch Militärhubschrauber» gibt es ein reichhaltiges Angebot von entlarvenden Fragen und Forderungen.

Anzeigen
Einfache Anzeigen wegen Verstoßes gegen Luftverkehrsrechte der «Bürgerinitiative gegen Tieffluglärm e. V.» (Biebelnheim) haben eine ganze Lawine ins Rollen gebracht. Von der rheinhessischen Bezirksregierung bis in das Verkehrs- und Justizministerium wurden die Experten mit der Problematik beschäftigt. Dabei stellte sich heraus, daß in der über dreißigjährigen Tiefflug-Praxis nicht eine einzige Anzeige «rechtmäßig» behandelt worden war. Durch die Einschaltung des Petitionsausschusses des Deutschen Bundestages und in enger Zusammenarbeit mit kompetenten Rechtsanwälten haben es die Tiefflug-Gegner geschafft, die Rechtslage erstmalig zu klären.

An jedem Tag, in dem im Januar 1989 Tiefflüge durchgeführt wurden, erstatteten Tiefflug-Gegner in einer bundesweiten Aktion Anzeigen gegen sämtliche Piloten, die diese Übungen durchführten, und gegen Verteidigungsminister Scholz wegen Verstoßes gegen die Sicherheitsmindestflughöhe.

Ausstellung
«Der alltägliche Krieg» heißt eine Ausstellung der MÖP mit Daten und Fakten zur milit. Gesamtbelastung der Bundesrepublik. Acht der insgesamt vierzehn Tafeln behandeln das Thema Tiefflug. Die Ausstellung wurde mit großem Erfolg während Friedenswochen und Informationsveranstaltungen eingesetzt.

Ballons
Gasgefüllte Ballons entwickelten sich in den letzten Jahren zu einem medienwirksamen Protestmittel. Kleine Kinderballons wurden für Weitflug-Wettbewerbe genutzt. Auf einer anhängenden Postkarte läßt sich der Bezug zu den militärischen Tiefflügen leicht herstellen.

Ballons mit einem entsprechenden Aufdruck (z. B. Bürgerprotest gegen Tiefflieger) erfreuten in der Vergangenheit so manches Kinderherz und zeigen den Erwachsenen, daß irgendwo in der Nähe ein Informationsstand von Tiefflug-Gegnern steht. Auch Unterschriftensammlungen können mit der Ausgabe von Ballons belebt werden.

Etwas schwieriger gestaltet sich der Umgang mit größeren Ballons. Sie sind erheblich schwerer zu handhaben und lenken oftmals den Unmut der örtlich zuständigen Polizei- oder Luftfahrtbehörde auf den Halter. Da die Rechtslage für das Auflassen von derartigen Protestballons noch nicht höchstinstanzlich geklärt ist, sollten Ballon-Aktionen erst nach Rücksprache mit einer Initiative durchgeführt werden. Diese Art des Widerstandes ist erfahrungsgemäß sehr öffentlichkeitswirksam und findet großen Anklang in der Bevölkerung.

Die «Friedensinitiative Nottuln» kaufte ein «Luftschiff gegen den Tiefflug». Der 3,80 m lange zeppelinähnliche Flugkörper ist acht Tage ununterbrochen flugfähig und kann beliebig mit neuen Gasfüllungen wiederverwendet werden. Er «schützt» die Bevölkerung vor zu tief fliegenden Flugkörpern und demonstriert den Protest weithin sichtbar.

Beschallung

In Bayern wurden bei verschiedenen Anlässen (z. B. einer Landesgartenschau) die geladenen Gäste mit dem ungeliebten Geräusch der Tiefflieger beschallt. Mit Transparenten und Flugblättern wurden die Hintergründe der Aktion vermittelt.

Nicht laut genug war die Beschallung des Bundestagsgebäudes, die die «Aktionsgemeinschaft gegen Tiefflieger» in Bonn durchführte. Vom gegenüberliegenden Rheinufer aus war die Lautsprecheranlage leider nicht in der Lage, den Parlamentariern das Düsengeräusch näherzubringen.

Mit einem Traktor und einem 300-Watt-Lautsprecher fuhr der Bauer Bornebusch 150 km von Oettingen nach München und parkte mit seinem Trecker direkt vor dem bayerischen Landtag, um den Abgeordneten zu demonstrieren, welchen Lärmbelastungen er täglich ausgesetzt ist.

Beschwerdetelefone

Bei der «Flug-, Leit- und Informationszentrale (FLIZ)» der Bundesluftwaffe gibt es spezielle Beschwerdetelefone, wo der Unmut der Betroffenen aufgefangen wird. Mit stereotypen Antworten werden die Klagen beschieden und erledigt. Deshalb veröffentlichte die «Bundeskoordination der Tiefflug-Gegner» 1988 die Telefonnummern der politisch Verantwortlichen und empfahl, die Beschwerden oder eine Lärm-Live-Übertragung per Telefon direkt zum Bundeskanzler, Verteidigungsminister u. a. zu leiten. Die Nummern sind weiterhin bei der Bundeskoordination zu bekommen.

Manche Landesregierungen haben eine «Umweltmeldestelle», bei der mensch sich beschweren kann, wenn er sich durch schädliche Umwelteinwirkungen belästigt fühlt. Seinen Unmut dort zu äußern ist auf alle Fälle sinnvoller, als den Kontakt zur «FLIZ» zu suchen.

Drachen
Mit verschiedenen Drachenmodellen zeigen Tiefflug-Gegner, daß der untere Luftraum ihnen gehört. Bis 100 m Halteleine können Drachen ohne Genehmigung durch die Luftfahrtbehörden aufgelassen werden. Das Steigenlassen bereitet Kindern und Erwachsenen gleichermaßen Freude, besonders wenn es sich um selbstgebastelte Modelle handelt. In Drachenbaukursen oder in Heimarbeit können Schlangen-, Kasten- und Scheibendrachen erstellt werden. Am einfachsten in der Handhabung und am zuverlässigsten sind die Delta-Drachen, die auch am «steilsten» in der Luft stehen und somit die größtmögliche Höhe erreichen.

Einen Anti-Flugtag veranstaltete die «Bürgerinitiative Wächtersbach». Alle selbstgebastelten Drachen wurden dabei mit Preisen ausgezeichnet.

Einladung zum Lärmtermin
Der FDP-Landesvorsitzende von Rheinland-Pfalz, R. Brüderle, lud Verteidigungsminister Scholz zu einem Lärmnachmittag in die Südpfalz ein, damit sich dieser von der Intensität der Tiefflüge überzeugen könne.

Feste
Seit mehreren Jahren werden Anti-Tiefflug-Feste in der Area 7 (Tiefstfluggebiet in Bayern) durchgeführt. Mit Musik, Kabarett, Spaß und Spiel und natürlich handfester Kritik werden neue Mitglieder geworben, und die Aktiven schöpfen neue Kraft für den weiteren Widerstand.

Fotografieren
Am Fliegerhorst in Wiesbaden-Erbenheim praktizierten Rüstungsgegner eine neue Form des «zivilen Ungehorsams». Sie mißachteten das Fotografierverbot von militärischen Anlagen und nahmen damit in Kauf, daß ihr Tun als strafbewehrter Landesverrat behandelt wurde. Die Fotos sollen später an die sowjetische und amerikanische Verhandlungsdelegation in Genf geschickt werden.

Frisbee-Scheiben
Eine Frisbee-Scheibe mit dem Aufdruck «Nur ich darf tieffliegen» bringt die Thematik lautlos in Schwimmbäder und vom Lärm unbelastete Großstädte. Die Grünen in Bonn haben mit diesem Werbeartikel die «rundeste Presseerklärung» veröffentlicht, die je herausgebracht wurde.

Hungerstreik
Mit einem mehrwöchigen Hungerstreik erregte der Bauer Otto aus Bokel öffentliches Aufsehen. Nach dem Absturz eines Kampfflugzeuges in unmittelbarer Nähe des AKW Stade begann er, die Nahrungsaufnahme zu verweigern. Gleichzeitig forderte er die Politiker auf, ernsthafte Bemühungen gegen den Tiefflug-Wahnsinn aufzunehmen.

Kirchen
Die evangelischen, katholischen und freikirchlichen Pfarrer in der Garnisonsstadt Crailsheim wandten sich in einem offenen Brief an die Stadtverwaltung und sprachen sich gegen die «Vergötzung von Kriegsgerät und Kriegsgehabe» aus. Sie protestierten damit gegen den Beschluß des Gemeinderates, eine Luftwaffenschau auf gemeindeeigenem Gelände durchzuführen.

Verschiedene Pfarrer predigten von der Kanzel für «Ruhe am Himmel» und die Abschaffung der Tiefflüge. Ein Geistlicher führte mit Unterstützung der Kirchengemeinde eine Ballon-Aktion durch und erregte damit den Unmut der kirchlichen Oberhäupter.

Im Wiesmoorer Stadtteil Hinrichsfehn läuten seit dem Absturz von zwei Kampfflugzeugen die Glocken der lutherischen Kirchen zur Mahnung. Täglich um 9.52 Uhr läßt der Pfarrer die Glocken für eine halbe Stunde läuten, im Gedenken daran, daß die Gemeinde nur knapp einer Katastrophe entging.

Kirchturmbesetzung
Mitglieder der «Bürgerinitiative gegen Tiefflug-Lärm e. V.» besetzten für drei Tage einen Kirchturm in der Kreisstadt Alzey. In luftiger Höhe forderten sie auf einem weithin sichtbaren Transparent die Einstellung der Tiefflüge. Gleichzeitig wurden sämtliche Überflüge dokumentarisch fotografiert. Die Aktion stieß auf sehr positive Resonanz in der Bevölkerung und in den Medien.

Klagen
Die Stadt Wiesbaden klagte gegen die geplante Stationierung von weiteren Militärhubschraubern auf dem Flugplatz Wiesbaden-Erbenheim und konnte sie teilweise auf juristischem Wege verhindern.

Der Kreistag von Ansbach, der Landkreis Weißenburg-Gunzenhausen und der Stadtrat von Dinkelsbühl klagen gegen die Bundesrepublik. Ziel ist nicht nur die Aufhebung der 75-m-Tiefstflüge, sondern die Einführung einer Mindestflughöhe von 300 m. Diese Flughöhe wurde als Mindesthöhe vom Verwaltungsgericht Darmstadt festgeschrieben, nachdem der Landkreis Darmstadt-Dieburg auf dem Klagewege versuchte, die Tiefflüge abzuschaffen.

Eine Klage auf «Unterlassung militärischer Tiefflüge» hat ein Rechtsanwalt aus Gunzenhausen beim Verwaltungsgericht in Ansbach eingereicht.

Kommunen
Der Stadtrat von Prüm beschloß eine Resolution gegen Tiefflüge. Um den Forderungen Nachdruck zu verleihen, sandte der Stadtrat eine Delegation nach Bonn, um die Entschließung an den Petitionsausschuß des Bundestages zu übergeben.

Die Bürgermeister von 45 pfälzischen Gemeinden riefen zum Boykott des Ramsteiner Flugtages auf und veranstalteten einen Fluglärm-Protesttag an der Weinstraße mit Volksfestcharakter.

An Ballon-Aktionen beteiligten sich u. a. die Gemeinden Fränkisch-Crumbach, Brombachtal und Brensbach.

In Norddeutschland schlossen sich über 20 Gemeinden zu einer «Kommunalpolitischen Arbeitsgemeinschaft» zusammen. Ihr Ziel ist es, die 75-m-Tiefflüge auf dem Klagewege abzuschaffen.

Der Oberbürgermeister von Landau befestigte zwei Gasballons auf dem städtischen Krankenhaus als sichtbaren Protest gegen den ohrenbetäubenden Tieffluglärm.

Eine Idee der Tiefflug-Gegner konnte bisher leider noch nicht verwirklicht werden: Damit die Piloten wissen, welche schützenswerten Objekte sie gerade überfliegen, sollten die Dächer von Krankenhäusern mit dem Rotkreuzzeichen versehen werden.

Kundgebung
«Kommt kommt kommt zur Kundgebung gegen den Militärflugtag», so lautete die Einladung verschiedener Friedensinitiativen im Kreis Kerpen-Nörvenich. Fachleute, Prominente, Künstler, Abgeordnete und Betroffene leisten ihren öffentlichkeitswirksamen Beitrag zur Mobilisierung der Bevölkerung. Auf Marktplätzen, an Absturzstellen und Flugplätzen und in Gemeinderäumen und Bürgerhäusern können Informationen, Wut und Forderungen lautstark verkündet werden.

Kunstausstellung
Unter dem Motto «Kunst gegen Krach» veranstaltete eine bayrische Initiative eine Kunstausstellung. Bildende Künstler und Hobbymaler stellten bereitwillig ihre Werke zum Verkauf zur Verfügung. Neben dem finanziellen Erlös brachte die Veranstaltung auch viel Anerkennung und Unterstützung in der Bevölkerung.

Lärmmessungen
Zum belegbaren Beweis für die Häufigkeit und die Intensität der Überflüge eignen sich Lärmmeßgeräte, die sowohl die Anzahl als auch die Lautstärke registrieren. Spitzenwerte bis zu 130 dB und mehr als 200 aufgezeichnete Flugbewegungen am Tag sind ein Beleg für die Unmenschlichkeit der Tiefflug-Praxis. Gemeinden in stark betroffenen Gebieten beteiligen sich inzwischen an der Anschaffung solcher Geräte oder geben Lärmmessungen in Auftrag.

Leserbriefe
Leserbriefe sind ein beliebtes und effektives Mittel der Öffentlichkeitsarbeit und des Protestes. Nach der Katastrophe in Ramstein erschienen seitenweise Leserbriefe von Tiefflug-Gegnern in überregionalen Zeitungen. Aber auch zu anderen Anlässen ist es ein billiger Weg, seine Meinung an eine breite Öffentlichkeit zu bringen.

Lieder
Die «Lingen-Schepsdorfer Bürgerinitiative gegen Fluglärm» hat eine

Cassette mit zwei Protestliedern gegen den Tiefflug herausgebracht. Bereits vor einigen Jahren erschien eine Single-Schallplatte mit dem Titel «Ramstein Air-Base», auf der in pfälzischer Mundart gegen den lauten und gefährlichen Flugplatz protestiert wurde.

Mahnkreuze
Zur Errichtung von Mahnkreuzen an den Absturzorten riefen die organisierten Tieffluggegner auf. Eine nach Postleitzahlen geordnete Liste der Absturzorte kann über die Initiativen bezogen werden.

Malaktionen
«Kinder malen Tiefflugläm» hieß die Aufforderung einer Westerwälder Initiative. Aus den eingegangenen Kinderzeichnungen wurde eine Bilderausstellung zusammengestellt, die in Rathäusern, Sparkassen und anderen öffentlichen Gebäuden ausgestellt wurden. Es ist geplant, einen Bildband mit einer repräsentativen Auswahl herauszugeben, begleitet von psychologischen, medizinischen und kulturpädagogischen Kommentaren.

Die GEW (Gewerkschaft Erziehung und Wissenschaft) in Syke hat diese Idee aufgegriffen und eine eigene Malaktion in den Schulen veranstaltet. Die Arbeiten wurden zu einer Ausstellung zusammengefaßt. Ärzte und Psychologen deuteten die Werke und standen bei der Eröffnung als Gesprächspartner zur Verfügung.

Orden
Den «Orden für besondere Verdienste um den geistigen Tiefflug» überreichte der «Bürgerprotest gegen Tiefflug im Tiefstfluggebiet Area 7 e. V.» 1988 der Staatssekretärin Hürland-Büning für den Ausspruch: «Militärischer Flugverkehr ist so selbstverständlich wie zivile Luftfahrt oder die Eisenbahn.»

Parteipolitik
Der Bürgermeister von Halvesbostel forderte in einer Resolution eine Mindestflughöhe von 300 m. Als seine eigenen Fraktionskollegen diesen Antrag ablehnten, trat er sofort aus der CDU-Fraktion und später aus der Partei aus.

Wie CSU-Fraktionschef Tandler zu berichten weiß, drohen ganze CSU-Ortsverbände in Bayern mit dem Parteiaustritt, falls die militärische Tiefflugpraxis nicht grundlegend geändert würde.

Podiumsdiskussion
Gegensätzliche Meinungen prallen am direktesten auf den Podiumsdiskussionen aufeinander. Leider hat das Verteidigungsministerium in der jüngsten Vergangenheit oftmals «gekniffen», so daß nur wenige Befürworter der Tiefflüge auf den Podien zu finden waren. Dennoch ergaben sich rege Informationsveranstaltungen durch die Teilnahme von Medizinern, Rechtsanwälten, Parlamentariern und Vertretern von Initiativen.

Postkarten
Die GRÜNEN Kreuztal druckten Postkarten mit dem Aufdruck «Statt dieses Ballons hätte hier auch ein Tieflieger abstürzen können!» und ließen sie mit gasgefüllten Ballons vom Winde verwehen.

Von der «Bundeskoordinationsstelle der Tiefflug-Gegner» ausgehend wurden mehr als 14000 Postkarten an die Bundesgesundheitsministerin geschickt, mit denen sie aufgefordert wurde «sich aktiv gegen die Praxis der Tiefflüge zu wenden».

Der SPD-Ortsverein von Biberach führte eine Postkartenaktion an Verteidigungsminister Scholz durch. Postkarten mit der Aufschrift «Ich bin gegen Tieflieger» und einer entsprechenden Grafik wurden kostenlos an die Bevölkerung abgegeben und nach Bonn geschickt.

Rechtliche Maßnahmen
Die Spanne der rechtlichen Möglichkeiten ist groß, die Erfolgsaussichten aber bisher sehr bescheiden. Einklagbar sind u. a. das «Recht auf körperliche Unversehrtheit», die «freie Entfaltung der Persönlichkeit» und der «ungestörte Gebrauch des Eigentums». Selbst das Steuerrecht gewährt dem von außergewöhnlich starkem Lärm geplagten Grundstückseigentümer eine gewisse Genugtuung in Form eines Abschlages bei der Einheitsbewertung seines Grundbesitzes. Leider sind in der Vergangenheit die meisten Klagen daran gescheitert, daß einzelne Piloten nicht zu identifizieren waren oder aber die Gerichte den Militärs ungeprüft abnahmen, daß die Tiefflüge «zur Erfüllung hoheitlicher Aufgaben» zwingend notwendig seien. Ein anderes Problem war und ist, daß ein körperlich geschädigter Kläger selbst nachweisen muß, daß die Militärflugzeuge ursächlich an seinem Leiden schuld sind. Das aber läßt sich nur in den seltensten Fällen belegen.

Da die militärischen Tiefflüge letztendlich nur über Luftverkehrsgesetze und das NATO-Truppenstatut rechtlich angegangen werden können, sollten derartige Maßnahmen nur in Zusammenarbeit mit Anwälten durchgeführt werden, die sich bereits in die Thematik eingearbeitet und das entsprechende Fachwissen haben.

Resolutionen
Verschiedene Gemeinden, Verbandsgemeinden und Landtage verabschiedeten Resolutionen mit unterschiedlichen Forderungen. Das größte Aufsehen erregte eine Resolution des Landtages von Rheinland-Pfalz, in der, mit den Stimmen sämtlicher Parteien, u. a. eine Mindestflughöhe von 300 m über bewohnten Gebieten gefordert wurde.

Sprayer
«Fluchtag Ramstein» hieß die «Wandmalerei» eines volkstümlichen Sprayers an der Alzeyer Autobahnbrücke, die nach der Veröffentlichung in einer Zeitung für lebhafte Diskussion führte.

In Gunzenhausen wurden Plakate der Verkehrswacht von Tiefflug-Gegnern übersprayt. An Stelle von «Denken statt Düsen» heißt das neue Motto nunmehr: «Denken statt Düsenjäger».

Schweigekreis
Eine Ausstellung der Luftwaffe in der Schalterhalle einer Sparkasse konnte mit einem Schweigekreis lautlos, aber massiv gestört werden. Der mehrstündige Schweigekreis von Tiefflug-Gegnern um die Modellflugzeuge und Schautafeln sorgte für so viel Betroffenheit und Aufregung, daß eine ähnliche Veranstaltung in den gleichen Räumlichkeiten nicht mehr zu erwarten ist. Vor dem Gebäude wurden die Passanten und die Kunden mit Transparenten und Flugblättern auf die Aktion aufmerksam gemacht.

Statistiken
In mühsamer Zählarbeit erstellte die «Friedensinitiative Buchholz» eine Auflistung über das Tiefflugaufkommen über dem Hunsrück. Sie wies damit nach, daß weder die Mittagspause noch die Nachtruhe eingehalten wurden. Sie kam weiter zu dem Schluß, daß entgegen den Versprechungen des Verteidigungsministeriums die Flughäufigkeit in dem beobachteten Zeiträumen nicht nachgelassen hat.

Einfacher als die Arbeit mit Strichlisten ist der Einsatz von Lärmmeßgeräten zur Erstellung von Statistiken.

Steuerverweigerung
Auf einem bundesweiten Treffen der Friedenssteuerinitiativen und der organisierten Tiefflug-Gegner riefen die Teilnehmer zu einem Rüstungssteuerboykott auf. Nach ihrer Meinung sind die tägliche Bedrohung und Belästigung durch Tiefflieger, aber auch die Katastrophen von Ramstein und Remscheid nur möglich, weil die Bürger/innen widerspruchslos ihre Steuern bezahlen.

Da es verschiedene Möglichkeiten des Rüstungssteuerboykotts gibt, empfiehlt es sich, Informationen von der FSI, Postfach 200807 in 5300 Bonn 2 einzuholen.

Transparente
Mehrere Großtransparente wurden als «Zeichen in der Landschaft» von Tiefflug-Gegnern in der Pfalz aufgestellt. Weithin sichtbar ist der fünfzehn Meter lange Schriftzug «Stoppt Tiefflug» im Boden verankert. Eine bleibende Mahnung und ein Aufruf zum Widerstand.

Kleinere Transparente beleben jeden Demonstrationszug. Schlagkräftige oder lustige Slogans sind Blickfänge für Schaulustige und die Presse. Hier einige der Forderungen und Texte, die auf den Stoffen zu lesen waren: «Je tiefer – desto töter», «Ruhe am Himmel – Frieden auf Erden», «Tiefflug schafft Mißmut», «Lieber hochleben als tieffliegen» usw.

Unterschriftensammlung
Die bisher größte Unterschriftensammlung wurde vom «Odenwälder Friedensforum» initiiert. Mehr als 130000 Unterschriften wurden als «Petition gegen Tiefflieger» gesammelt und eingereicht.

Eine weitere überregionale Unterschriftensammlung startete die Friedensinitiative in Remscheid nach dem Absturz eines Militärflugzeuges auf ihre Heimatstadt. In der «Remscheider Mahnung» wird das «sofortige Verbot aller militärischen Übungsflüge» gefordert.

Urlaub
Urlaub mit Tieffluglärm sollte unter Protest sofort abgebrochen werden. Mit offenen Briefen an die Verkehrsvereine, die Stadtverwaltung und das Verteidigungsministerium sollten die Gründe und der Unmut dargestellt werden.

Vorträge
Zur Anhebung des Informationsstandes von Betroffenen und Verant-

wortlichen eignen sich Vorträge zu speziellen Themen. Medizinische, ökologische, rechtliche und militärische Aspekte können durch Experten aufgehellt und verdeutlicht werden. Die örtliche Presse kann als Vervielfacher fungieren.

Wahlprüfsteine
Vor anstehenden Kommunal-, Landtags- oder Bundestagswahlen sollten Kandidaten mit «Wahlprüfsteinen» konfrontiert werden. Auf konkrete Fragen fordern die Tieffluggegner konkrete und verbindliche Antworten, die sie zur Grundlage der weiteren politischen Arbeit machen.

Zeitungsanzeigen
In Zusammenarbeit mit der Bundeskoordination der Tiefflug-Gegner startete das «Informationsbüro für Friedenspolitik» eine Anzeigenkampagne mit dem Titel «Schluß mit dem Tiefflug». In mehreren überregionalen Zeitungen wurden ganzseitige Anzeigen veröffentlicht, die von Tiefflug-Gegnern finanziert wurden.

Die «Notaktion Fluglärm Unterelbe e. V.» veröffentlichte nach der Katastrophe von Remscheid eine Anzeige mit den Überschriften: «Tiefflug macht angst, Tiefflug macht krank, Tiefflug tötet!».

Weniger ernst, aber sehr öffentlichkeitswirksam sind «lustige» Kleinanzeigen wie «Fliegt ein Ziegel dir vom Dach, fliegt ein Leutnant wieder flach» oder in Abwandlung einer alten Bauernregel: «Fliegt eine Phantom über'n Mist, ist's Wetter schön, und es bleibt wie's ist».

In den Bereich der Satire gehen Anzeigen, die in Norddeutschland erschienen. Die dortigen Initiativen laden zum «Abenteuerurlaub für die ganze Familie» ein. «Tiefflug und Kunstflug, Abfangjagd hautnah!» wird versprochen.

Ausblick

Am 26. Januar 1989 teilte Bundesverteidigungsminister Rupert Scholz (CDU) den Ministerpräsidenten der Bundesländer mit, wie er künftig die Zahl der Tiefflüge «deutlich verringern» möchte. Die *Süddeutsche Zeitung* versuchte eine Beschreibung: «Nach den Vorstellungen der Hardthöhe soll künftig in einer noch nicht festgelegten Zahl von Gebieten für jeweils einen bestimmten Zeitraum eine Höchstzahl von Flügen unterhalb 150 Meter festgelegt werden. Die Maximalzahlen sollen sich nach dem Grad der Belastung aus dem gesamten militärischen Flugbetrieb ergeben. Kriterien seien dabei Starts und Landungen auf Flugplätzen, Tiefflüge, Nachttiefflug sowie Transitstrecken.»

In einer Bund-Länder-Kommission soll dieses «Konzept» jetzt regelmäßig, etwa alle zwei Monate, diskutiert werden. Ziel sei es, so die Hardthöhe, «durch Entzerrung und gerechtere Verteilung des Tiefflugbetriebes» die bestehenden 75-m-Areas zu entlasten. Klar scheint, daß diese nicht abgeschafft werden, von Tiefflügen in 150 Metern Höhe ganz zu schweigen. Hinter dem Scholz-Konzept verbirgt sich nichts anderes als die draufgängerische Chuzpe eines in die Ecke gedrängten Politikers, der seine Haut mit Angriffslust zu retten versucht. Angriffsziel ist – wieder einmal – die Bevölkerung.

Wenn das Scholz-Konzept aus dem Nebel seiner Worthülsen hervorgezerrt wird, bleibt unter dem Stichwort «Lärmgerechtigkeit» nur die Einführung neuer 75-m-Areas übrig. Doch kein Länderchef wird sich heute, da landauf, landab die Abschaffung des Tiefluges gefordert wird, ein neues 75-m-Tiefstfluggebiet in sein Bundesland holen können, ohne schwersten politischen Schaden zu nehmen. Da Scholz – und die Luftwaffe – jedoch an diesem Konzept festhalten wollen, werden mindestens einige Monate ins Land gehen, bis sich die Bund-Länder-Kommission auf einen «Kompromiß» geeinigt hat. Dieser nimmt dann seinen Weg durch die Gremien, Ausschüsse und

Hearings und wieder zurück. Was dann noch übrigbleibt, wird redaktionell überarbeitet und den zuständigen Stellen zur Stellungnahme übersandt. Möglicherweise wird kurz vor der Bundestagswahl im Herbst 1990 eine Bundespressekonferenz in Bonn stattfinden, auf der der Bundeskanzler bzw. sein Verteidigungsminister verkünden, daß vieles getan worden sei und künftig – «nach sorgfältigen Abstimmungen mit den Ländern» – noch mehr getan werden wird. Die Konsequenz aus Ramstein und Remscheid: eine Kommission.

Bis Ende 1990, so die Botschaft aus Bonn, hat sich die Bevölkerung der Bundesrepublik Deutschland auf die Fortsetzung des Tieffugterrors einzustellen. Weitere Abstürze sind vorprogrammiert, es wird Tote, Verletzte und Kranke geben. Um die Bevölkerung zu schützen, wird sie bombardiert: mit stählernen Kampfmaschinen, unerträglichem Lärm, giftigen Abgasen und – vielleicht – als «Zugabe» demnächst mit dem Fall-out von Atomkraftwerken oder chemischen Großbetrieben. Statistische Wahrscheinlichkeitsrechnungen haben es an sich, in der Spanne zwischen heute und einer Million Jahre später aktuellere Zeiträume gelegentlich nicht zu berücksichtigen.

Die Politik in Bonn hat nichts gelernt. Warum, so fragen immer mehr Menschen, wird denn Tiefflug in einem demokratischen Staat noch durchgeführt, wenn eine große Mehrheit der Bevölkerung dagegen ist? Liegt es am Geflecht eines beginnenden militärisch-industriell-politischen Komplexes, der politische Entscheidungen in der Bundesrepublik zwangsläufig vorherbestimmt? Das Beispiel des absurden JÄGER-90-Projektes legt einen solchen Verdacht nahe. Oder ist es auch die Unfähigkeit der «Szene Bonn», eindeutige Signale in der Bevölkerung erkennen und richtig bewerten zu können? Die Parteienlandschaft bietet ein äußerst hektisches, von Bedrohungsgefühlen geprägtes («wird man mich wiederwählen?») Bild, ein klassischer Ausdruck von Überraschung und anschließender Hilflosigkeit: Der militärische Tiefflug hat in Bonn eine absolut unerwartete Bombe gelegt und die Absturzgefahr mancher politischer Tiefflieger drastisch vergrößert.

In den Reihen der Unionsparteien geht das Thema nahezu an die Substanz, denn die Abgeordneten müssen im Wahlkreis gegen und im Bundestag für den Tiefflug sein. Der freidemokratische Koalitionspartner besticht durch Verweigerung klarer Aussagen. Und die SPD rang sich erst nach dem Massensterben in Ramstein zu der Forderung durch, die Bundesregierung solle «ein Verteidigungskonzept erarbeiten, das den Verzicht auf militärische Tiefflugübungen endgültig möglich macht».

Die GRÜNEN sind die einzige Partei, die sich innerhalb zweier Legislaturperioden Sachkompetenz im Themenfeld Tiefflug erworben hat. Die Experten der Hardthöhe mußten erstmals in die Keller stiefeln und Akten zusammensuchen, Zusammenhänge konstruieren und die laufenden Anfragen mit jener Mischung aus abgetrotzter Information und machtbewußter Arroganz beantworten, die den früheren Parlamentarischen Staatssekretär Peter Kurt Würzbach berühmt gemacht hat.

Wie geht es weiter?

Bürgerinitiativen werden in diesem Jahr Aktionen gegen den Tiefflug durchführen, die vom traditionellen Brief an den Abgeordneten bis hin zu Formen des gewaltfreien zivilen Ungehorsams reichen. Kommunen und Einzelpersonen werden Rechtsklagen auf den Weg bringen. Parteigliederungen werden Druck nach oben machen. Vieles wird «aus dem Bauch heraus» gefordert werden, was die vielen Menschen verstehen und akzeptieren werden, deren Verstand für den Tieffflugterror keinen Platz mehr einräumen will.

Die Schlußfolgerungen aus dem vorliegenden Buch lauten, grob zusammengefaßt:

1. Der Tiefflug ist ein umfassendes politisches Thema und deshalb nicht mit Teilschritten und Kompromissen in den Griff zu bekommen. Er muß aus verschiedenen Blickwinkeln kritisiert werden (Lärm/Gesundheit, Flugsicherheit/Abstürze/Unfälle, Militärpolitik und -technologie, Strukturpolitik/Fremdenverkehr, Lärmexport, NATO-Truppenstatut/Zusatzabkommen, Ökologie), die alle miteinander zusammenhängen. Verbesserungen in dem einen oder anderen Teilgebiet sind kaum mehr als Kosmetik. Der Patient Tiefflug ist an zu vielen Stellen schwerwiegend krank, als daß er noch gesunden könnte. Er bedarf aktiver politischer Sterbehilfe.

2. Der militärische Luftverkehr insgesamt muß zur Disposition gestellt werden. Tiefflug ist als Teil des militärischen Flugverkehrs

willkürlich im Höhenbereich zwischen 75 und 450 Metern definiert. Ab 450 m aufwärts verschwinden die schädlichen Auswirkungen jedoch nicht (Lärm, Absturzgefahren, Luftschadstoffe), sie scheinen aber – noch – politisch akzeptiert zu werden. Die politische Furcht vor der Infragestellung des gesamten militärischen Flugverkehrs ist unbegründet: prominente Militärs halten den – bemannten – militärischen Flugverkehr heute, zumindest in Mitteleuropa, für überflüssig; moderne Aufklärungs- und Boden/Luft-Abwehr-Technologie sowie das Konzept der strukturellen Nichtangriffsfähigkeit berauben die Militärjets ihrer Funktion. Keine Mannschaft trainiert für das Endspiel, wenn sie schon im Halbfinale ausgeschieden ist.

3. Die Anhebung der Mindesthöhen für den Tiefflug ist nicht nur aus militärischen Gründen sinnlos, sondern bringt auch keine spürbare Lärm-Entlastung. Wenn nach Meinung des Bundesverteidigungsministeriums heute schon aus Überlebensgründen eigentlich in 30 Metern geflogen werden müßte, dann wird jede Anhebung der Mindesthöhe (etwa auf 300 m) für die Militärs völlig inakzeptabel. Die Forderung nach Anhebung von Mindesthöhen bedeutet in der Konsequenz nichts anderes als die Forderung nach Abschaffung des Tiefluges und damit die Infragestellung des militärischen Luftverkehrs insgesamt.

4. Versuche zur Entzerrung, Streuung oder Rotation («Lärmgerechtigkeit») von 75-m-Areas sind politisch überholt und für deren Förderer politisch gefährlich. Das «49er-Modell» oder länderspezifische Rotation bringt für die Areas kaum Entlastung, da sie weiterhin im 150-m-Band liegen würden. Der zusätzliche 75-m-Flug in bislang davon verschonten Gebieten fordert Proteste und Ablehnung in der Bevölkerung (vgl. Bayern) geradezu heraus. Die Opferbereitschaft der Bevölkerung für die militärische Landesverteidigung neigt sich dem Ende zu.

5. Die bestehende und geplante Verlagerung von Tiefflügen in andere NATO-Staaten ist militärpolitisch fragwürdig und teilweise mit unzumutbarer Belastung für die dort lebende Bevölkerung verbunden. Die geographischen Gegebenheiten in Portugal, Sardinien, Großbritannien, USA und Kanada haben keinen Bezug

zum verfassungsgemäßen Auftrag der Bundesluftwaffe. Die Behauptung, die besonders lärmintensive 30-m-Tiefflugausbildung in Kanada werde über «menschenleerem Gebiet» durchgeführt, ist eine traditionelle Irreführung. Das geplante Tiefflug-Ausbildungszentrum in der Türkei bedeutet die Zerstörung gewachsenen Lebensraumes. Die politische Forderung nach Abschaffung der Tiefflüge über der Bundesrepublik muß die Forderung nach Einstellung aller Tiefflüge auch im Ausland miteinbeziehen.

6. Fast vierzig Jahre nach Verabschiedung des Grundgesetzes ist es an der Zeit, die volle politische Souveränität der Bundesrepublik gegenüber den USA, Großbritannien und Frankreich herzustellen. Ohne einer genaueren rechtlichen Betrachtung vorgreifen zu wollen, dürfte doch eine selbstbewußte Bundesregierung durchaus in der Lage sein, den militärischen Flugverkehr der NATO-Alliierten zumindest drastisch einzuschränken. Auch ohne die Kündigung des NATO-Truppenstatuts und des Zusatzabkommens ist eine «Überprüfung» – mit dem Ziel eines faktischen Tiefflugverbotes – jederzeit möglich. Der Tiefflug genießt weder Verfassungs- noch Gesetzesrang, kann durch Verordnung des Bundesverteidigungsministers definiert und damit für die Alliierten verbindlich festgelegt werden.

7. Das Politikfeld Tiefflug wird bis zu den nächsten Bundestagswahlen – zumindest in zwei Dritteln der Bundesrepublik – zu den wahlbeeinflussenden Themen gehören. Die unmittelbare Betroffenheit der Bevölkerung ist konjunkturunabhängig. Durch die Unfähigkeit der gegenwärtigen Bundesregierung, sich durch einen «Befreiungsschlag» des Themas rechtzeitig zu entledigen, wird sie nur noch weiter wachsen. Wahlkreis-Abgeordnete werden sich von liebgewordenen Ritualen im Verhältnis Bevölkerung/Parlament/Regierung verabschieden müssen.

8. Der Tiefflug ist auch ein kommunalpolitisches Aktionsfeld. Wenngleich die Einwirkungsmöglichkeiten der Kommunen auf direkte politische Entscheidungen minimal sind, läßt sich doch hier eine «Gegen-Belästigung» organisieren:
– in der Nähe militärischer Flughäfen und in Tiefflug-Areas können kommunale Gliederungen – evtl. auch Fraktionen – ökologi-

sche Belastungsanalysen (Lärm, Schadstoffe) durchführen lassen bzw. finanzieren;
– verwaltungs-, zivil- und strafrechtliche Verfahren können unterstützt werden;
– die Öffenlichkeitsarbeit der Tiefflugkritiker kann unterstützt werden.

9. Politiker haben einen langen Atem und hoffen darauf, daß unangenehme Themen verschwinden oder von anderen, «wichtigeren» überlagert werden. Auf dem Politikfeld militärischer Tiefflug spielt sich ein Wettlauf ab: Würde der Tiefflug fallen, gäbe es auch keine Rechtfertigung mehr für den größten Teil des militärischen Flugverkehrs über der Bundesrepublik Deutschland. Das wäre ein konkreter einseitiger Abrüstungsschritt. Wird dieser Abrüstungsschritt jetzt von der Bevölkerung erzwungen, dann ist das Klima für weitere Abrüstungsschritte vorhanden. Wird der Tiefflugverzicht jedoch erst in einigen Jahren von den Militärs als «Opfer» verkündet – weil dann nämlich entsprechende unbemannte Ersatzwaffen zur Verfügung stehen –, dann droht mit dem Aufatmen in der Bevölkerung auch ein Abflauen des Abrüstungswillens.

10. Der militärische Tiefflug ist nicht allein ein ländliches Lärm-, Ökologie- oder Fremdenverkehrsproblem. Seine politische Brisanz liegt – und das sehen die Militärs sehr klar – darin, daß seine Abschaffung einen tiefen Einschnitt in das Dogma der militärisch durchgeführten Verteidigungsfähigkeit der Bundesrepublik bedeuten wird. Tiefflugkritik ist deshalb, auch wenn oft aus Scheu nicht so weit gedacht wird, gleichzeitig Militärkritik und ein Plädoyer für das Ziel gewaltfreier Konfliktlösungen.

P.S.: Die Zusammenstellung dieses Buches wurde auch deshalb erleichtert, weil im Januar 1989 meist diesiges und nebliges Wetter vorherrschte und deshalb kaum einmal Tiefflieger die Autoren belästigten. Die Konsequenz? Möge Petrus den Deutschen schlechtes Wetter bringen...

Anhang

Adressen von Initiativen gegen den Tiefflug

Gruppe	**Straße**	**Wohnort**
Projektgruppe FLUG – FU Berlin	Babelsbergerstr. 14/16	1000 Berlin
Bürger gegen Tiefflüge – Harburg / Stade –	Birkenweg 15	2151 Halvesbostel
Notaktion Fluglärm Unterelbe	Am Fußsteig 15	2161 Wischhafen
Fluglärm-Gegner Westküste	Buchholzermoor 17	2224 Buchholz
Fluglärm-Gegner Schafflund	Kieferneck 4 a	2391 Schafflund
Bürger-Initiative Ostholstein gegen Tiefflug	Bostedtstr. 12	2407 Sereetz
Arbeitsgruppe «Frieden durch Abrüstung»	Wullenweberstr. 12 a	2720 Rotenburg
Tiefflug-Gegner Fredenbeck	Am Ackerrain 1	2741 Kutenholz 2
Initiative gegen Fluglärm in Syke	Goedestorfer Str. 32	2808 Syke-Goedestorf
TIGA Tiefflug-Gegner Asendorf	Hauptstr. 35	2813 Hassel
Arbeitsgruppe Kirchlinteln	Eschweg 127	2816 Kirchlinteln

Gruppe	Straße	Wohnort
Verkehrs- und Verschönerungsverein e. V.	Goseriede 47	2833 Harpstedt
Gewaltfreie Aktion Wesermünde	Pferdegasse 2	2858 Geestenseth
Tieffluginitiative Unterweser	Altlunebergerstr. 32	2858 Schiffdorf-Wehdel
Fluglärminitiative Wesermarsch e. V.	Achterstadt Nr. 7	2883 Stadland Schwei
Fluglärminitiative Norden		2980 Norden
Bürgerinitiative Nordheide / Schneverdingen	Wümmetrift 1	3043 Wesseloh
Arbeitsgruppe Weserbergland	Rohrsen am Duethe 2	3250 Hameln
Friedensgruppe Hamminkeln	Brünerstr. 9	4236 Hamminkeln
Bürgerinitiative Münsterland	Lohnerstr. 71	4286 Südlohn
Friedensinitiative Nottuln	Nachtigallengr. 6	4405 Nottuln
Friedensinitiative Havixbeck	Schonebeck 76	4409 Havixbeck 2
Bürgerinitiative Schepsdorf gegen Fluglärm	Kiefernstr. 34	4450 Lingen-Schepsdorf
Notgemeinschaft Nordhorn-Range	Lingener Str. 26	4460 Nordhorn
Notgemeinschaft gegen Fluglärm e. V.	Langen 11 b	4574 Badbergen
Bürgerinitiative gegen Tiefflüge Bad Oeynhausen	Tilsiterstr. 45	4970 Bad Oeynhausen
Förderverein für Frieden	Auf dem Acker 6	5307 Wbg. Züllighoven
Bürgerinitiative gegen Tiefflüge im Kreis Euskirchen	Rochusstr. 8	5353 Mechernich / Rissdo
Bürgerinitiative gegen Fluglärm	Lindenstr. 53	5530 Gerolstein
Bürgerinitiative gegen Fluglärm in Daun		5560 Daun
Fluglärminitiative Remscheid		5630 Remscheid
Interessengemeinschaft zur Bekämpfung des Fluglärms e. V.	Vorderstr. 34	6085 Nauheim
Odenwälder Friedens Forum	Postfach 1250	6124 Beerfelden
Bürgerinitiative gegen Tiefflug im Raum Butzbach		6309 Rockenberg
Initiative gegen Tiefflug	Gartenstr. 23	6479 Schotten
Bürgerinitiative gegen Fluglärm in Sobernheim	In der Hohl 3	6553 Daubach
Bürgerinitiative gegen Fluglärm im Nordsaarland		6648 Wadern

Gruppe	Straße	Wohnort
Mittelhaardter gegen Fluglärm	Postfach 251	6705 Deidesheim
Bürger gegen Fluglärm der Verbandsgemeinschaft Lingenfeld	Neustadterstr.	6721 Schwegenheim
Bürger gegen Fluglärm der Verbandsgemeinschaft Lingenfeld		6723 Lustadt
Bürger gegen Tiefflug		6737 Böhl-Iggelheim
Bürger gegen Tiefflug (Landau)	Am Schlössel 4	6740 Landau 14
Initiative gegen Tiefflug Kandel	Waldstr. 36 a	6744 Kandel
Arbeitsgruppe gegen Fluglärm e. V.	An der Schule	6749 Gossersweiler
Friedensgruppe Neckargemünd	C.-Beck-Str. 7	6903 Neckargemünd
Initiative gegen Tiefflug Sinsheim	Hagestr. 4	6928 Flinsbach
Bürger gegen militärischen Fluglärm e. V.	Dietelweg 9	7070 Schwäbisch-Gmünd-Bargau
Bürger gegen militärischen Fluglärm	Oberamtsstr. 13	7090 Ellwangen
Arbeitskreis Frieden	Am Buchs 43	7118 Küzelsau
Initiative gegen militärischen Fluglärm	Wilhelmsweg 15	7151 Jux
Bürgerinitiative gegen Tieffluglärm Sulzbach	Neuäckerweg 14	7158 Sulzbach
Gruppe gegen Tiefflieger Kirchberg	Poststr. 33	7184 Kirchberg
Bürgerinitiative gegen Fluglärm Eppingen e. V.	Kaiserstr. 15	7519 Eppingen
Bürger gegen Fluglärm	Paul-Lincke-Str. 13	7525 Bad Schönborn
Forster Bürger gegen Tiefflug	Lechstr. 5	7529 Forst
Friedensinitiative Blaustein	Waldweg 15	7906 Herrlingen/Blaustein
Bürgerprotest gegen Tiefflüge Mühldorf	Heuwinkl 21	8091 Mittergars
Bürger gegen Tiefflug e. V. Landshut	Samlandweg 19	8300 Landshut
Bürgerinitiative gegen Fluglärm Sigenburg	Am Schloßberg 6	8421 Wildenberg
Initiative Bamberger Bürger zur Friedenssicherung	Unterer Kaulberg 22	8600 Bamberg
Bürgerinitiative gegen Tiefflug Bürgebrach/Schönbrunn	Hohenrothweg 15	8602 Schönbrunn

Gruppe	Straße	Wohnort
Bürgerprotest gegen Tiefflug in AREA 7	Am Kirchplatz 11	8802 Burk
Tiefflug in AREA 7	Schlierberg 11	8821 Langfurth
Bürgerprotest gegen Tiefflug in AREA 7	Am Graben 4	8831 Markt-Berolzheim
Bundeskoordinationsstelle der Tiefflug-Gegner	**Obere Schloßgasse 3 Tel.: 06733/7897**	**6509 Biebelnheim**

Die Bundeskoordinationsstelle liefert Materialien an Zeitungen, Rundfunk und Fernsehen, berät Landtags- und Bundestagsabgeordnete und vermittelt sachkundige Mediziner, Rechtsanwälte und andere Experten für Interviews, Podiumsdiskussionen und Vortragsabende. Sie hilft bei der Gründung neuer Initiativen und unterstützt deren Aktionen mit Rat und Tat.

Landesbüro der bayerischen Tiefflug-Gegner	**Schloßstr. 20 Tel.: 09082/8887**	**8867 Oettingen**

Die MÖP stellt sich vor

Die Arbeits- und Forschungsstelle «Militär, Ökologie und Planung (MÖP)» e. V. ist ein Zusammenschluß von Wissenschaftlern aus den verschiedensten Fachdisziplinen sowie von Bürgerinitiativen aus dem Ökologie- und Friedensbereich. Sie integriert Planungs- und Naturwissenschaft in der Friedensforschung.
Die Arbeitsgebiete der MÖP sind u. a.:
- Manöver und Militärverkehr;
- militärischer Ressourcenverbrauch;
- Tiefflug/Fluglärm;
- militärische Unfälle;
- Waffentests, militärische Tierversuche;
- militärische Landnutzung;
- Erfassung der militärischen Neubauten;
- Beobachtung von Landesparlamenten und Bundestag;
- Militärplanungsrecht und Urteile;
- Militär und Umweltschutz;
- Erstellung von militär-ökologischen Studien.

Die MÖP sammelt zu diesen Bereichen Daten, unterstützt Bürgerinitiativen und Gemeinden in ihrer Arbeit und erstellt Publikationen. Sie ist beteiligt an der Gründung regionaler Arbeitsstellen und Forschungsprojekte. Aber auch international findet ein Austausch statt.

Zweimonatlich erscheint der *möp-rundbrief*, in dem aktuelle Informationen zu den einzelnen Arbeitsgebieten zusammengestellt sind. Er berichtet kontinuierlich über die Auswirkungen von Rüstung und Militär auf die Umwelt.

Die MÖP kann nur existieren, wenn sie durch ihre Anwender gefördert wird. Deshalb bitten wir um Sach- und Geldspenden. Die MÖP ist als gemeinnützig anerkannt. Sie bekommt keine Forschungsgelder und wird privat finanziert. Sie ist Mitglied der Arbeitsgemeinschaft ökologischer Forschungsinstitute (AGÖF).

Die Mitarbeit von Wissenschaftlern und Betroffenen an Projekten und/oder als Autor im *möp-rundbrief* ist sehr erwünscht. Weiteres Informationsmaterial und ein Probeexemplar des *möp-rundbriefs* liegen für Sie bereit.

Arbeits- und Forschungsstelle
«Militär, Ökologie und Planung»
(MÖP) e. V.
Postfach 100217, 4600 Dortmund 1

Postgiroamt Dortmund
BLZ 44010046
Konto-Nr.: 63828-461

Literatur zum Thema

OLAF ACHILLES (Hg.): Tiefflug, Bornheim 1987

ders.: Natur ohne Frieden – Militär contra Natur, München 1988

Arbeits- und Forschungsstelle «Militär, Ökologie und Planung» (MÖP e. V.): möp-rundbrief – Mitteilungen der MÖP e. V. zur kommunalen und ökologischen Friedensforschung und Friedensarbeit; erscheint zweimonatlich

dies: möp-thema II «Der alltägliche Krieg»; möp-thema III «Tiefflug und Abstürze»; möp-thema IV: «Ramstein und die Folgen»

dies: Ausstellung «Der alltägliche Krieg»; Daten und Fakten zur militärischen Gesamtbelastung der Bundesrepublik; Teilausstellung Tiefflug

R. BEERETZ: Rechtsgutachten «Gesundheitsschädigung durch den Lärm tieffliegender Düsenjäger der NATO-Streitkräfte», Freiburg 1985

Bundeskoordinationsstelle der Tieffluggegner: Militärischer Tiefflug, Biebelnheim 1988

dies: Tiefflugirnfo; Informationen aus der Bewegung gegen militärische Tiefflüge; erscheint monatlich

CURIO/ISING: Gesundheitliche Auswirkungen des militärischen Tieffluglärms, Umweltbundesamt, Berlin 1986

PAUL GOTZEN: Fluglärm und Recht, Notgemeinschaft gegen Fluglärm e. V., Badbergen 1986

IST-GmbH: Auswirkungen des militärischen Tiefflugbetriebes auf die Bevölkerung der Vorderpfalz, Heidelberg 1988

Projektgruppe FLUG/Josef Estermann: Tiefflaguntersuchung Norddeutschland, Erhebung 1987; Mitteilungen aus dem Schwerpunktbereich Methodenlehre Nr. 16; Berlin 1988

dies: Auswirkungen des militärischen Tiefflugbetriebes auf die Bevölkerung der Vorderpfalz, Berlin 1986

KURT OESER, H. J. BECKERS: Fluglärm, C. F. Müller Verlag 1988

M. RONELLENFITSCH: Rechtsgutachten der Fluglärmbelastung im Tieffluggebiet 1; Kommunalpolitische Arbeitsgemeinschaft 1987

M. SPRENG: Mögliche Gehörschäden durch Tieffluglärm, Umweltbundesamt, Berlin 1988

TUTZINGER MATERIALIEN: Ökologische Folgen des Flugverkehrs, Ev. Akademie Tutzing 1988

GESINE WAGNER: Im Feuer ist mein Leben verbrannt, Gütersloh 1985

Industrie & Ökologie

Jürgen Streich
Stoppt die Atomtests!
GREENPEACE-REPORT 1 (5926)

Jürgen Stellpflug
Der weltweite Atomtransport
GREENPEACE-REPORT 2 (5745)

Jochen Vorfelder
Eispatrouille –
Greenpeace in der Antarktis
GREENPEACE-REPORT 3 (12236)

KATALYSE, BUND, ÖKO-INSTITUT, ULF
Chemie am Arbeitsplatz
Gefährliche Arbeitsstoffe, Berufskrankheiten und Auswege (5990)

Henning Friege/Frank Claus (Hg.)
Chemie für wen?
Chemiepolitik statt Chemieskandale (12238)

Michael Schomers
Giftig, ätzend, explosiv
Gefährliche Transporte auf unseren Straßen (12349)

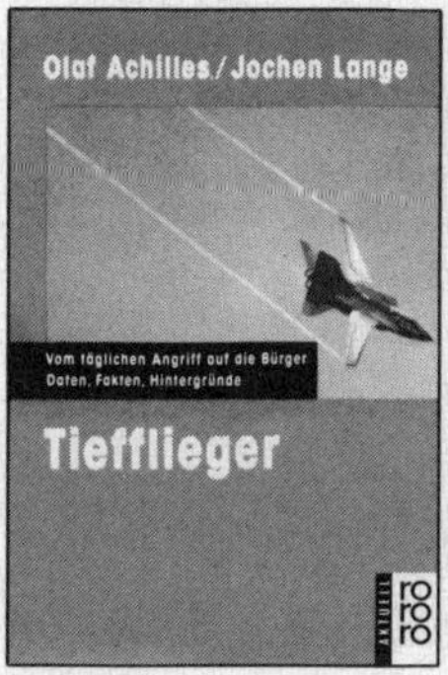

12579

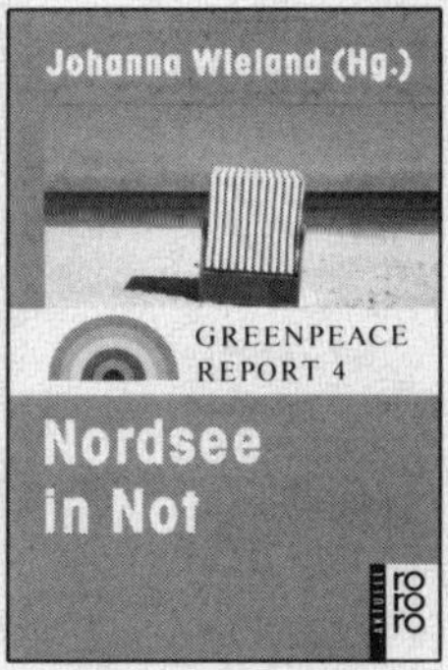

12554

Herausgeber
Ingke Brodersen
Freimut Duve

rororo aktuell

C 2266/6 b

Industrie & Ökologie

Joschka Fischer (Herausgeber)
Der Ausstieg aus der Atomenergie ist machbar
Mit einem Beitrag von Otto Schily (5923)

Cristina Perincioli
Die Frauen von Harrisburg
oder «Wir lassen uns die Angst nicht ausreden» (frauen aktuell 4719)

Benno Splieth
Plutonium
Der giftigste Stoff der Welt (5927)

Klaus Traube
Plutonium-Wirtschaft?
Das Finanzdebakel von Brutreaktor und Wiederaufbereitung (5444)

Klaus Traube u.a.
Der Atom-Skandal
Alkem, Nukem und die Konsequenzen (12472)

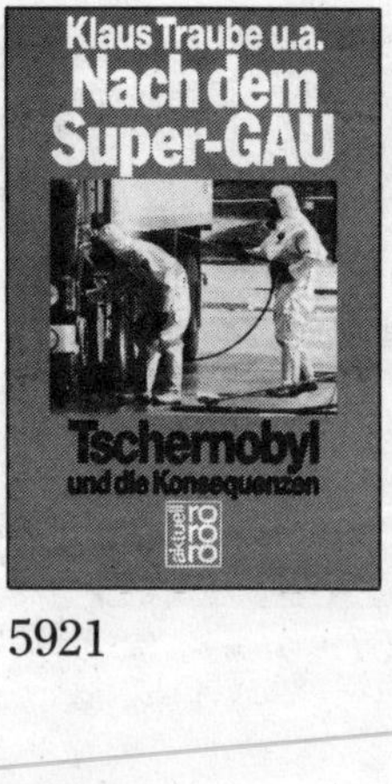

5921

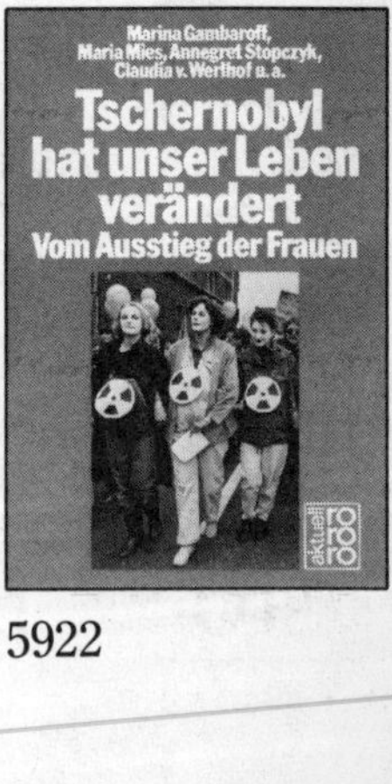

5922

Herausgeber
Ingke Brodersen
Freimut Duve

aktuell rororo

C 2266/4 a

ÖKO-TEST Ratgeber

Herausgeber: Ingke Brodersen und Freimut Duve

In der Sachbuch-Reihe «ÖKO-TEST Ratgeber» finden Sie Testergebnisse zu den gesundheitlichen und ökologischen Auswirkungen einzelner Produkte – Anstöße für Hersteller, Orientierungshilfe für Verbraucher.

Bisher erschienen:

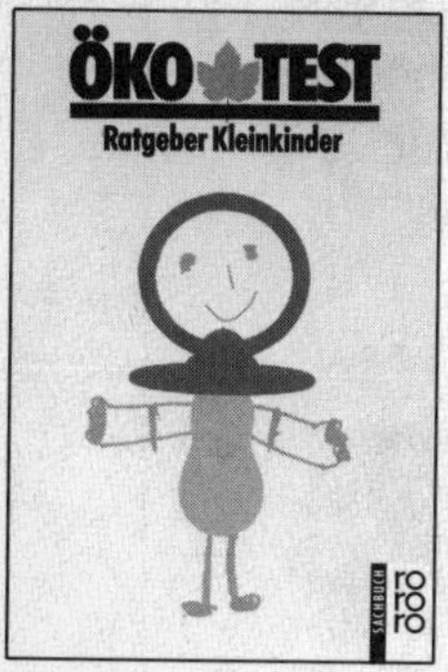

rororo sachbuch
8518

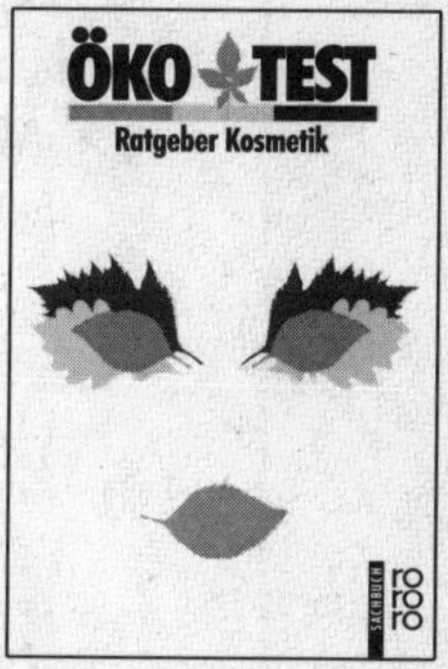

rororo sachbuch
8520

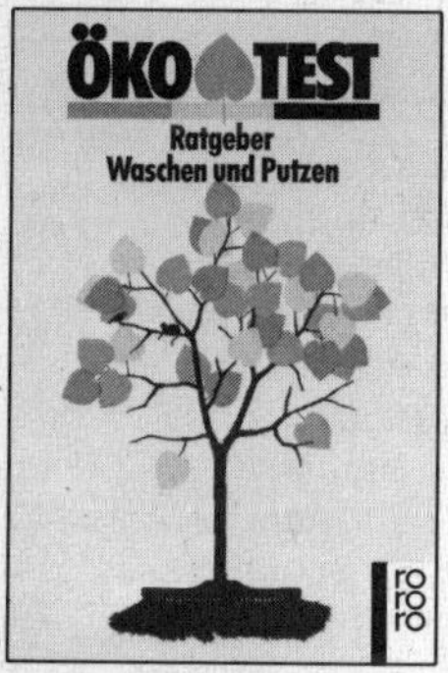

rororo sachbuch
8521

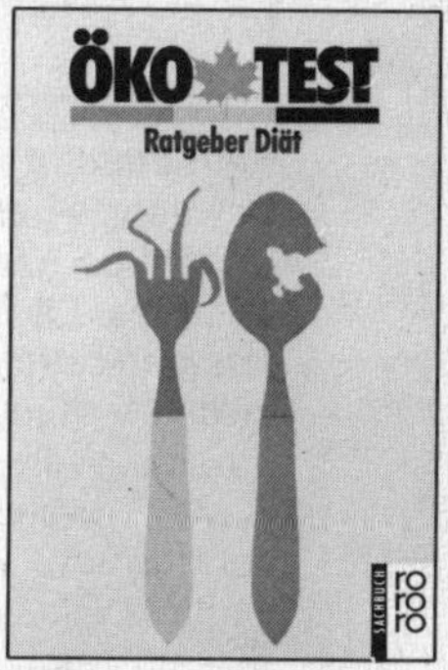

rororo sachbuch
8541

C 2357/1